DE LA
PUSTULE MALIGNE,

OU

NOUVEL EXPOSÉ

DES PHÉNOMÈNES OBSERVÉS PENDANT SON COURS,

SUIVI

DU TRAITEMENT ANTIPHLOGISTIQUE PLUS APPROPRIÉ
A SA VÉRITABLE NATURE, ET DE QUELQUES OBSERVATIONS
SUR LES EFFETS DU SUSPENSOIR;

PAR J.-B. RÉGNIER,
DE SÉMUR (CÔTE-D'OR),
Docteur en médecine, Médecin honoraire des Hospices de Coulommiers,
ancien Médecin des épidémies, et Directeur des Vaccinations
de l'arrondissement de cette ville.

> Le médecin doit, dans ses premières études, jeter un coup d'œil sur les animaux qui se rapprochent le plus de l'homme.........
>
> CHAUSSIER, *Recueil de Mémoires.*

A PARIS,
CHEZ MÉQUIGNON L'AINÉ PÈRE,
Libraire de la Faculté de Médecine, des Hôpitaux civils et militaires,
et de l'Institut royal des Sourds-Muets, rue de l'École de Médecine, n° 9.

1829.

À

MONSIEUR BROUSSAIS,

DOCTEUR EN MÉDECINE, OFFICIER DE LA LÉGION-D'HONNEUR, MÉDECIN EN CHEF ET PREMIER PROFESSEUR A L'HÔPITAL MILITAIRE D'INSTRUCTION DE PARIS, MEMBRE TITULAIRE DE L'ACADÉMIE ROYALE DE MÉDECINE, MEMBRE HONORAIRE DE LA SOCIÉTÉ DE MÉDECINE, CHIRURGIE ET PHARMACIE DU DÉPARTEMENT DE L'EURE, DE L'ACADÉMIE ROYALE DE MÉDECINE DE MADRID, ETC.,

Pour les immenses progrès qu'il a fait faire à la Médecine.

J.-B. RÉGNIER.

DE LA

PUSTULE MALIGNE.

CHAPITRE PREMIER.

CONSIDÉRATIONS GÉNÉRALES SUR LA PUSTULE MALIGNE.

Comme il n'entre pas dans le plan de cet ouvrage de donner, quant à présent, la description de la pustule maligne, nous dirons, en attendant de plus amples détails, qu'elle est une tumeur essentiellement inflammatoire, toujours située sur une partie découverte, produite par un agent extérieur appliqué à la peau d'une manière quelconque, et dont la fin inévitable est une gangrène qui s'étend plus ou moins au-delà du point primitivement affecté.

Cette maladie est ainsi nommée, parce que dans ses premiers momens elle n'est autre chose qu'une petite pustule qui, sous l'apparence de la bénignité, devient une affection tellement grave, qu'elle peut compromettre les jours de l'individu qui en est attaqué.

En Bourgogne elle a encore reçu le nom de

puce maligne, parce que ses premiers accidens ont beaucoup d'analogie avec la piqûre de cet insecte.

Cette tumeur a été long-temps confondue avec l'anthrax; mais la suite nous fera voir que si elle lui est analogue sous certains rapports, elle offre des caractères particuliers qui doivent en faire une maladie distincte.

La pustule maligne peut se rencontrer partout; cependant elle est rare dans les contrées septentrionales de la France, et très commune en Bourgogne, en Franche-Comté, dans la Brie, le Gâtinais, le Languedoc et la Provence, etc.

Si la Bourgogne est le pays où elle existe le plus souvent, elle est aussi la région où elle a été le mieux étudiée. En 1780, l'Académie de Dijon, si célèbre par les hommes de mérite qu'elle renfermait dans son sein, par son zèle à faire éclore les vérités utiles, et par les belles questions qui ont fait connaître le rare mérite du philosophe de Genève, témoin des accidens occasionnés par la maladie qui nous occupe; affligée de voir que son traitement était abandonné à l'ignorance et à l'empirisme, proposa un prix qui devait être accordé à l'auteur du meilleur écrit sur cette matière. Il fut partagé entre Chambon et Thomassin; mais leurs ouvrages, tout estimables qu'ils sont, ne s'accordent pas toujours : ce qui est trouvé bon par l'un est blâmé par l'autre, et au milieu de ces préceptes divers le praticien se trouvait sans guide. C'est sans doute pour remédier à cet inconvénient grave que la même Académie, sur la demande des élus des États de Bourgogne, exigea un nouveau travail; elle voulait un ouvrage clair, précis, purgé de toutes idées théoriques, et propre à être délivré aux curés, aux syndics des communautés, pour être distribué par ces derniers aux chirurgiens des campagnes.

Cette tâche a été parfaitement remplie par l'excellent ouvrage de MM. Énaux et Chaussier, dans lequel ont puisé tous les auteurs qui, depuis, ont fait entrer l'histoire de la pustule maligne dans leurs traités généraux de pathologie. Nous userons amplement de la même prérogative, parce qu'il est impossible de rien faire de plus exact et de plus vrai; nous étendrons nos investigations à d'autres écrits, et si nos remarques critiques attaquent quelques unes des idées théoriques et pratiques qui y sont renfermées, on en trouvera la cause dans le temps qui perfectionne tout, mais particulièrement dans la vive lumière que jette sur l'art en général l'école du Val-de-Grâce, et le besoin d'en diriger quelques rayons sur la maladie qui nous occupe en ce moment.

Dans le principe, nous ne voulions que publier des observations isolées faites sur des pustules malignes traitées et guéries par les anti-phlogistiques; mais l'extrême rareté de l'ouvrage de M. Chaussier, la nécessité de mieux faire connaître la pustule maligne dans la Brie, où nous avons exercé longtemps la médecine, l'urgence de détruire les préjugés des gens de la campagne, qui préfèrent se confier aux soins routiniers et dangereux de personnes étrangères à l'art, ainsi que l'invitation du professeur célèbre que nous venons de citer, et que nous avons eu le malheur de perdre, nous ont fait oublier notre faiblesse et entreprendre cet ouvrage.

Quoique le but particulier de notre travail soit de faire connaître les heureux effets des saignées locales dans la pustule maligne, nous avons cru nécessaire d'entrer dans tous les détails du traitement usité avant nous, afin de ne rien laisser ignorer de ce qui a été dit d'essentiel sur cette maladie, et de mettre le médecin à même d'user de l'une ou l'autre méthode, suivant que les circonstances lui en fourniront ou lui en retireront les moyens; car, ici surtout, le plus mauvais parti à prendre est de temporiser.

Cette manière de procéder nous donnera de fréquentes occasions de faire des remarques sur le traitement que nous voulons remplacer, ainsi que sur les vues théoriques mal déterminées qui lui servent de base. Pour y parvenir, nous avons réuni un grand nombre de citations; nous avons comparé les auteurs les uns aux autres; nous avons mis en quelque sorte toutes les pièces du procès sous les yeux du lecteur. Il pourra donc apprécier par lui-même si nos jugemens sont suffisamment motivés.

Enfin nous avons fait tous nos efforts pour composer un ouvrage utile, et si nous n'avons pas réussi, c'est qu'il ne suffit pas de rassembler de bons matériaux pour composer un monument solide et bien approprié à son objet, mais qu'il faut encore un architecte qui sache les mettre en œuvre.

CHAPITRE II.

DES CAUSES DE LA PUSTULE MALIGNE.

Le virus qui, appliqué sur la peau, cause la pustule maligne, est toujours de nature animale; inconnu dans son essence, il n'est appréciable que par les ravages qu'il produit. Aucunes recherches n'ont encore été faites pour en apprécier la nature, aucuns moyens n'ont encore été indiqués pour le détruire dans les matières qui en sont imprégnées. Il est donc indispensable, pour compléter l'histoire de la pustule maligne et en diminuer la fréquence, de se livrer à des recherches sur cette matière. Elles seront sans doute difficiles, mais l'importance du sujet doit éloigner la crainte de s'en occuper.

Selon Chabert, tous les animaux élevés dans nos basses-cours sont exposés aux affections charbonneuses, les oiseaux aussi-bien que les quadrupèdes : c'est pendant le cours de ces affections que le virus producteur de la pustule maligne se développe. Cependant, jusqu'à ce jour, l'expérience démontre qu'il est communiqué à l'homme plus particulièrement par le bœuf, le mouton, le cheval, l'âne et le mulet.

M. Chaussier a vu une personne attaquée de la

pustule maligne au doigt, après avoir préparé un lièvre. Thomassin rapporte l'histoire d'un homme atteint de la même affection, pour avoir écorché un loup trouvé mort dans la campagne. Ces observations constatent que le virus charbonneux peut naître également chez les herbivores et les carnivores qui vivent à l'état sauvage ou de domesticité.

On n'a jamais vu chez l'homme cette matière se former spontanément; les fréquentes blessures que l'on se fait dans les laboratoires d'anatomie causent quelquefois des accidens fort graves, mais jamais analogues à ceux provoqués par le virus carbonculeux des animaux. Il n'en est plus de même de la sérosité sanieuse qui découle d'une pustule maligne née du contact de ce virus. Thomassin rapporte « qu'en 1763, dans le mois d'août, « un laboureur crut avoir été piqué par un insecte: « une pustule maligne ne tarda pas à se former à « la paupière avec une enflure énorme de toute la « tête. Sa femme lui perça, avec une épingle, les « petites vésicules qui couvraient la tumeur, et, « avec ses doigts imprégnés de la sérosité qui en « suintait, elle essuyait les larmes qu'elle laissait « échapper. Environ deux heures après qu'elle eut « rendu cet officieux service à son mari, elle s'a- « perçut d'une tumeur à la joue, qui fit un progrès « étonnant dans peu d'heures. L'un et l'autre gué- « rirent, mais restèrent défigurés. »

Ce fait, et un grand nombre d'autres qu'il est inutile de citer, démontrent que la pustule maligne est contagieuse. En affirmant que le virus provocateur de la pustule maligne est toujours primitivement étranger à l'homme, nous n'avons pas l'intention de nier que certaines affections gangréneuses nées spontanément chez lui ne puissent se communiquer à un autre individu. Un passage de l'ouvrage de M. Chaussier, que nous allons rapporter, prouvera tout à la fois cette possibilité, et établira suffisamment pour l'instant les caractères qui doivent distinguer la pustule maligne de l'anthrax proprement dit. « M. de Chaignebrun « visitant un malade attaqué d'une fièvre inflam- « matoire, gangréneuse et exanthématique, on lui « présenta tout à coup un bassin plein de matières « très fétides, que l'on retirait de dessous le malade; « dès l'instant même il éprouva du malaise, un « mouvement spasmodique, et le lendemain il fut « attaqué d'un charbon à la cuisse. L'impression « s'est faite d'abord sur les organes intérieurs : la tu- « meur gangréneuse n'a été qu'une éruption secon- « daire, ce qui est bien différent de la pustule « maligne, qui n'est pas l'effet d'une dépravation « intérieure des humeurs, mais dont la cause est « toujours locale et externe. »

Les maladies qui favorisent la formation du virus chez les animaux, dont nous avons fait l'énumération en suivant l'ordre de leur plus grande susceptibilité à le communiquer, sont, comme nous l'avons déjà dit, les tumeurs charbonneuses essentielles ou symptomatiques; de plus, certaines inflammations vives et promptement mortelles des voies digestives et de leurs annexes sans éruption à la peau. Cette dernière affection, désignée par Chabert sous le nom de *fièvre charbonneuse*, est connue en Brie sous celui de *sang de rate;* enfin il peut encore être déterminé par des marches forcées, des travaux excessifs, surtout pendant les grandes chaleurs, et sans altérations pathologiques sensibles, ou au moins suffisamment observées.

Les causes des maladies charbonneuses sont externes ou internes, communes à toutes les espèces, ou propres à chacune d'elles. Il faut ranger dans la première classe les piqûres d'insectes; dans la seconde, l'eau croupie et bourbeuse; dans la troisième, pour les herbivores, des fourrages rouillés, des pâturages marécageux desséchés par l'action d'un soleil brûlant, et contenant un grand nombre d'insectes vivans ou morts, ou beaucoup de plantes âcres et irritantes; pour les carnivores, on trouve encore une cause puissante d'infection dans les chairs d'animaux morts de maladie, qu'on laisse pourrir à la surface du sol.

Parmi les causes qui viennent d'être énumérées, il en est qui méritent une discussion particulière à laquelle nous allons nous livrer.

Nous pensons que l'humidité d'un pays, entretenue par des montagnes élevées, n'est pas une circonstance suffisante pour produire à elle seule les maladies charbonneuses, et c'est avec raison que Thomassin s'élève contre cette assertion émise par Chambon. Ce premier dit positivement que la pustule maligne est fort rare aux environs de Besançon, sur les bords du Doubs coulant dans une prairie basse et garantie par des montagnes fort élevées, tandis qu'elle est commune dans l'espace compris entre Dijon, Dôle et Châlons-sur-Saône, pays plat balayé par tous les vents de la contrée.

Nos remarques particulières confirment celles de Thomassin; c'est ainsi que nous avons trouvé la pustule maligne beaucoup plus rarement dans les villages qui bordent le grand Morin, petite rivière serpentant dans une prairie couverte d'arbres, toujours fraîche, rarement submergée, promptement abandonnée par les eaux, garantie des vents du nord, plus ouverte à ceux du sud et de l'ouest; tandis qu'elle est fréquente sur les plateaux élevés qui bordent le vallon que nous venons de décrire. Cependant l'air de ces parages est habituellement plus sec, plus rarement chargé de brouillards; mais les prairies situées dans les parties les plus basses, ne sont arrosées que par les eaux qui découlent des terrains plus élevés : ce liquide ainsi accumulé ne trouvant pas d'issues, ne peut balayer le sol comme le fait une rivière; il y séjourne donc long-temps, ne pouvant se dissiper que par l'évaporation et l'absorption lente du terrain. Mais quand les grandes chaleurs arrivent, toute l'humidité, en quelque sorte accidentelle, est remplacée par une grande sécheresse, la terre se gerce profondément, se couvre d'un grand nombre de sauterelles; au retour des pluies, ces animaux noyés pourrissent sur la place : aussi la pustule maligne y devient-elle beaucoup plus commune dans les mois d'octobre, novembre et janvier.

Ces insectes aiment les lieux chauds et secs. On a remarqué qu'ils sont aussi rares dans les prairies habituellement humides, qu'ils sont nombreux dans celles qui se dessèchent complétement.

Les sauterelles, surtout quand elles sont mortes, sont fort nuisibles aux animaux qui les mangent avec l'herbe dont elles sont recouvertes. Les hommes qui parcourent les déserts de l'Afrique, où la chaleur est si forte, l'eau si rare, et ces insectes si nombreux, ont appris à connaître, par leur propre expérience, les dangers auxquels expose l'eau des puits chargée de leurs cadavres. Aussi préfèrent-ils supporter la soif dévorante qui les accable que de l'étancher dans ces sources empoisonnées.

Comme dans tous les points de la France on trouve des pâturages humides, des fourrages rouillés, et que cependant la pustule maligne est plus particulièrement l'apanage de certaines régions de ce vaste territoire; en outre, comme il est démontré que beaucoup de personnes en sont atteintes sans avoir touché aux substances susceptibles de l'inoculer, Fournier et Maret, de Dijon, ont cru devoir l'attribuer à la piqûre d'un insecte particulier, mais encore inconnu.

Cette idée, qui mérite de fixer l'attention des médecins, recevra un commencement de démonstration par la remarque de maître Jean, qui observe que le charbon des paupières attaque particulièrement les moissonneurs qui *se reposent sur la terre.* Nous joindrons à ce fait, peu concluant à la vérité, une observation plus positive que nous avons faite sur une bouchère de Coulommiers, et dont les détails seront rapportés dans un autre chapitre; cette malade éprouva des accidens fort analogues à la pustule maligne, effets de la morsure d'un tique, sorte d'insecte qui s'attache souvent aux bestiaux. Enfin un passage que nous avons extrait du *Journal des Débats* du 28 septembre 1827, va donner plus de force aux raisons que nous venons d'exposer. « Un petit insecte ou ver, « dont on a mis long-temps en doute l'existence, « quoique Linné en ait fait mention dans les *Nou-« veaux actes de la Société royale d'Upsal,* comme « existant dans les contrées marécageuses et sep-« tentrionales de la Bothnie, a paru aussi cet été

« dans le nord de la Livonie. Il est si petit qu'à « peine on peut l'apercevoir à la vue simple.

« Pendant les grandes chaleurs il tombe de l'air « sur les hommes, et sa piqûre cause une *tumeur* « qui devient bientôt mortelle, si l'on n'y porte « pas promptement remède. » (Feuille allem.)

Quoi qu'il en soit de la question qui vient de nous occuper, il est démontré de nos jours que tout insecte peut devenir une cause d'infection quand il se pose sur l'homme après avoir touché aux animaux malades, à leurs excrémens ou à leurs cadavres. Nous possédons une preuve évidente de ce mode d'inoculation sur la personne d'un charpentier de Coulommiers, uniquement parce que des tanneurs avaient déposé des peaux à quinze ou vingt pas de sa maison. Les mouches de toute espèce sont des moyens de transport le plus ordinaires du virus. A en croire Thomassin, l'abeille peut aussi bien l'inoculer que la guêpe carnassière ; il confirme cette assertion générale par l'histoire d'une jeune femme qui, en prenant le miel de ces insectes précieux, fut piquée le 24 février 1777. Il se forma un tubercule peu volumineux, mais sensible, qui ne prit le caractère charbonneux que le 28, et qui fit un ravage considérable.

Nous venons de faire connaître l'état actuel de la science sur les causes de la pustule maligne. Examinons maintenant le virus charbonneux en lui-même, ainsi que son mode d'action sur l'économie.

Le virus charbonneux né chez les animaux vivans conserve ses funestes propriétés après leur mort; il réside, sans exception, dans toutes les parties solides ou liquides qui les constituent (1). Il infecte l'air qu'ils respirent, ce qui démontre qu'il est volatil; il se trouve encore dans toutes les humeurs circulantes, comme le sang, ou sécrétées, comme la salive et les mucosités du rectum, ce qui ne laisse pas de doute sur sa solubilité; enfin, selon les remarques de Fournier et de M. le professeur Boyer, cette matière possède encore une grande fixité qui la fait résister aux lavages des laines, à leur longue exposition à l'air, et quelquefois à toutes les opérations des tanneurs et des mégissiers, phénomène qui explique pourquoi les cordonniers et autres ouvriers de ce genre sont encore exposés à contracter la pustule maligne.

L'observation de la femme qui a été atteinte tout à coup de la pustule maligne en pansant son mari; une autre de Morand, renfermée dans les *Mémoires de l'Académie des Sciences* pour l'année

---

(1) M. Cruel, officier de santé très distingué, nous a dit avoir traité un homme qui avait contracté la pustule maligne en écorchant un veau venu mort quelque temps avant la parturition naturelle; mais il reste à savoir si la matière vénéneuse était en lui ou simplement déposée à sa surface.

1767, et une de Duhamel que nous allons mettre incessamment sous les yeux du lecteur, établissent que l'activité du virus est d'autant plus grande que les matières qui le renferment possèdent encore la chaleur que leur a donnée la vie. D'autres circonstances étrangères à sa nature peuvent en accélérer ou retarder l'effet au point de le rendre sensible en peu d'heures, ou le laisser latent pendant huit jours. On ne peut expliquer cette variation que par la quantité plus ou moins grande du virus déposé sur l'épiderme, que par l'épaisseur variée de celui-ci, que par les lavages plus ou moins complets employés pour l'enlever, et enfin que par le mode d'inoculation favorisée par une blessure déjà existante ou par l'action d'un corps aigu pénétrant dans les chairs à une plus ou moins grande profondeur.

On aurait lieu d'être fort étonné de voir que la chair des animaux, dont l'application à la peau est si dangereuse, pût être mangée impunément, si on ignorait que le venin de la vipère, dont l'activité est si vive quand il est introduit dans une plaie, devient nul quand il est ingéré dans l'estomac.

Cependant les remarques de Fournier sur les causes du charbon du Languedoc, et l'observation de Coillot, médecin à Montbazon, démontrent qu'il ne faut pas se fier à ce perfide aliment.

Observations de Duhamel.

« En 1737, il arriva chez un aubergiste de Pithiviers, en Gâtinais, un troupeau de bœufs qui venaient du Limousin, et que l'on conduisait à Paris. Un des bœufs, pesant à peu près 800 liv., ne pouvait suivre les autres; les toucheurs consultèrent le marchand et des bouchers, qui tous jugèrent qu'il était impossible que le bœuf suivît la bande, et qu'il était attaqué du *mal à boutin.* Sur-le-champ il fut vendu à un boucher qui envoya son garçon pour le tuer et l'habiller. Ce garçon tua le bœuf dans l'auberge même, et le coupa par morceaux. Ayant mis son couteau dans sa bouche pendant quelques minutes de son opération, quelques heures après sa langue s'épaissit; il sentit un serrement de poitrine avec difficulté de respirer; son corps se couvrit de pustules noirâtres, et il mourut le quatrième jour d'une gangrène générale. L'aubergiste ayant été piqué au milieu de la paume de la main gauche par un os du même bœuf, au bout de quelques heures il s'éleva une tumeur livide à l'endroit piqué, le bras tomba en sphacèle, et il mourut au bout de sept jours. Sa femme reçut du sang de cet animal sur la partie externe de la main; cette partie devint enflammée et fort tendue; il s'y déclara une tumeur dont la malade eut peine

« à guérir. La servante de l'auberge ayant passé « sous la fressure du bœuf qu'on venait de sus- « pendre toute chaude, en reçut quelques gouttes « de sang sur la joue droite; il lui survint une « grande inflammation avec enflure considérable, « qui se termina par une tumeur noire; cette fille « est guérie, mais est restée défigurée. »

« Voilà, ajoute Duhamel, les funestes effets de « cette contagion; cependant toute la viande du « bœuf fut vendue, principalement en bonnes « maisons. Plus de cent personnes en ont mangé « rôtie ou bouillie; elle était fort bonne, et per- « sonne n'en a ressenti la plus légère incommo- « dité. »

Observation de Coillot.

« Deux frères, une sœur et une autre femme « du village de Besnans furent très promptement « attaqués du charbon malin après avoir dépouillé « une vache morte de cette maladie; ils furent « tous très en danger, mais aucun n'est péri. Un « troisième frère, nouvellement retiré du service « dans le corps des gardes françaises, ne craignit « pas de faire usage de la viande de cette vache; « il s'en prépara un poison qui le fit périr avec « une promptitude étonnante, et avec des symp- « tômes qui annonçaient qu'il était attaqué d'une « violente inflammation de l'estomac. »

Le virus charbonneux que nous venons d'étudier dans ses causes, dans ses propriétés et dans ses moyens de transport, peut pénétrer dans l'homme par les voies respiratories, digestives et par la peau. Le premier mode d'introduction est démontré par une observation de Raudot, qui annonce « qu'un chamoiseur de Dijon ayant acheté « à bas prix plusieurs peaux de bœufs morts depuis « quelque temps d'une maladie charbonneuse, « s'occupa à les battre et à les ranger dans son « atelier; mais peu de jours après il fut attaqué « d'une fièvre très grave qui se termina par une « éruption de taches gangréneuses en différentes « parties du corps, et particulièrement aux par- « ties génitales. »

Les accidens arrivés au garçon boucher qui a tué le bœuf de Pithiviers, et ceux survenus au garde-française démontrent les effets du virus quand il est introduit dans la bouche ou dans l'estomac.

Son action sur la peau, qui sera plus particulièrement examinée par la suite, peut varier selon qu'il est appliqué sur une grande surface ou sur un point très circonscrit. Une observation de Chabert va venir confirmer cette assertion : « Un « homme ayant fait l'ouverture d'un bœuf mort « du charbon, porta ses mains teintes de sang à « son visage, qui était naturellement couvert de « boutons. Le frisson et les maux de cœur, les « syncopes et la mort suivirent de près le contact

« du sang de cet animal, apposé sur des parties « très disposées à en recevoir l'impression. »

Toutes ces éruptions, effet de l'introduction du virus dans l'économie, ne sont pas la pustule maligne; il ne faut admettre pour telle que celle qui résulte de l'action externe, locale et primitivement peu étendue de cette matière qui pénètre successivement l'épiderme, le corps muqueux, la peau et le tissu cellulaire, et s'annonce par une série de phénomènes qui seront indiqués par la suite.

Pour n'avoir pas bien distingué la pustule maligne de l'anthrax proprement dit, on est tombé dans une erreur grave qui n'a pas été combattue par tous les auteurs qui ont écrit *ex professo* sur cette matière. Si Thomassin et M. Chaussier ont su l'éviter, Chambon n'a pas eu ce bonheur. Nous allons l'indiquer et la combattre, moins pour la faire abandonner, puisqu'elle n'est plus admise, que pour ne rien laisser ignorer, et nous conduire à une théorie propre à donner une idée satisfaisante des phénomènes de la pustule maligne, et faire renoncer à des médicamens encore usités, quoique provenant évidemment des idées contre lesquelles nous voulons nous élever.

On a considéré, dans l'inoculation du virus charbonneux, d'abord son action locale, qui ne peut être contestée, et son absorption dans toute l'économie comme cause des accidens généraux;

mais tout semble se réunir pour renverser cette hypothèse. En effet, s'il en était ainsi, elle serait précédée de symptômes particuliers, comme on le voit dans le charbon du Languedoc, suite évidente d'une matière vénéneuse introduite dans l'estomac. Il est d'observation, au contraire, qu'ils ne se manifestent que quand la tumeur est assez étendue et assez douloureuse pour émouvoir toute l'économie, comme pourrait faire un simple flegmon; que tant qu'elle reste petite, en suivant d'ailleurs la marche ordinaire, le malade peut continuer ses occupations sans se douter qu'il porte le germe d'une maladie aussi sérieuse.

Le cultivateur propriétaire de la ferme du Bois-Gauthier, dont nous allons rapporter très succinctement l'histoire, le démontrera :

En 1820, au mois d'octobre, ce malade, âgé de cinquante ans, d'une constitution sèche et bilieuse, éprouva une démangeaison très vive occasionnée par un petit bouton à l'angle de la mâchoire. Il se gratte, il s'écorche, mais continue de de se livrer à ses occupations ordinaires, n'éprouvant d'autre malaise que celui qui vient d'être indiqué.

Il est fort probable que nous aurions ignoré son affection, s'il ne nous eût fait appeler pour saigner son fils atteint, dans le même moment, d'une fièvre intermittente. Profitant de l'occasion, il nous montra sa tumeur, qui présentait à son centre une petite escarre de la grandeur d'une pièce de quinze sous, en partie détachée, et encore environnée de la bouffissure qui cerne l'aréole vésiculaire. Le malade fut pansé avec de la charpie sèche, et la guérison en fut très rapide.

Pour lever toute espèce de doute à cet égard, nous dirons encore que, quand la tumeur est fort étendue et accompagnée d'accidens attribués au virus circulant dans le sang ou autres humeurs, on peut les faire cesser tout à coup en diminuant l'engorgement et la douleur par une simple application de sangsues, ce qui n'aurait certainement pas lieu s'ils étaient l'effet d'un virus introduit dans les liquides et les tissus. Notre intention n'est pas cependant d'affirmer d'une manière absolue que le sang et les autres humeurs ne puissent éprouver des altérations dans le cours de la pustule maligne; mais si ce phénomène a lieu, nous le répétons, ce n'est pas à l'absorption du virus, dont l'action est toujours bornée à la partie où il est appliqué, mais au trouble de la circulation, à l'exaltation de la sensibilité et à un dérangement de la nutrition, etc., qu'il faut l'attribuer.

Enfin, en admettant comme certain le fait que nous discutons, le virus aurait peu d'influence sur la marche de la pustule maligne, puisqu'encore une fois le calme succède à la destruction des accidens locaux.

Il est fâcheux de ne pouvoir préciser ce que serait devenu le bœuf qui fait le sujet de l'observation de Duhamel, si, au lieu de le tuer, on l'eût laissé se reposer, et soumis à un régime rafraîchissant. On peut cependant présumer que l'animal se serait rétabli, et qu'on aurait évité les accidens funestes qui ont été la suite de sa mort précipitée.

Cette conjecture est confirmée par de nombreuses observations de bergers atteints de la pustule maligne après avoir reçu du sang de moutons qu'ils avaient saignés, et qui ont été souvent guéris tout à coup de leurs maladies par ce genre de secours.

C'est de la théorie vicieuse de l'absorption que découle le traitement par extirpation, dont les douleurs, l'incertitude et les dangers vont ajouter un nouveau degré de force aux raisonnemens qui viennent d'être faits. On a pensé que par cette opération il était possible de changer en une plaie simple une tumeur faite pour inspirer de vives inquiétudes; mais l'expérience, véritable pierre de touche du médecin, a prouvé que la cautérisation qui laisse l'escarre en rapport avec les parties vives, circonstance favorable à l'introduction du virus dans l'économie, était cependant beaucoup plus sûre, et que le dégorgement local, qui conserve les mêmes conditions, possède aussi les mêmes avantages.

En attendant que la suite de cet ouvrage vienne ajouter à tout ce qui vient d'être dit, rapportons une histoire de pustule maligne extraite de l'ouvrage de Thomassin, traitée par cette méthode cruelle et dangereuse.

« En 1765, dans le mois d'août ou de septem-
« bre, j'accompagnai un chirurgien auprès d'une
« femme attaquée de la pustule maligne sur l'é-
« paule droite, près du cou. La gangrène était déjà
« fort étendue, et l'escarre avait au moins la lar-
« geur d'un écu de trois livres. La bouffissure était
« très étendue et très considérable. Le chirurgien
« attaqua cette tumeur avec le bistouri, emporta
« tout ce qui était sphacelé sans en laisser la plus
« petite portion. Il y eut une grande effusion de
« sang, et l'opération fut longue et douloureuse.
« Le chirurgien s'applaudissait, et je le croyais dans
« les règles de la plus saine pratique; selon nous,
« tout ce qui était altéré par le levain charbonneux
« étant emporté, cette femme devait être hors de
« tout danger. Mais quel fut notre étonnement
« lorsque le lendemain nous vîmes que les chairs
« si rouges la veille étaient devenues entièrement
« livides, et que les tégumens de la circonférence
« du large délabrement que nous avions fait étaient
« noirs et chargés de phlyctènes. Nouvelle extirpa-
« tion jusqu'au vif, nouvelles douleurs, nouvelle
« effusion de sang; le troisième jour, ce fut pis
« encore : la gangrène s'étendait jusqu'aux lombes.
« Le chirurgien ne se découragea point; il extirpa;
« l'hémorrhagie fut considérable; il fallut beau-

« coup de tamponnage et une compression forte « pour l'arrêter ; mais, malgré nos précautions, « elle se renouvela pendant la nuit, et la malade « mourut. *Nous n'avions pas négligé les remèdes « internes, les cordiaux, les anti-septiques ; peut- « être eurent-ils quelque part à l'abondance de « l'hémorrhagie.* Ce mauvais succès des extirpa- « tions violentes ne me dessilla point les yeux, tant « ont d'empire les préjugés de l'éducation. Je me « trouvai moi-même quelque temps après dans une « circonstance semblable, au sujet d'un homme « qui avait un charbon à l'avant-bras. J'extirpai, « j'emportai jusqu'au vif, et cela avec d'autant plus « d'assurance, que la lecture des auteurs m'avait « encore affermi dans cette pratique. Mes extirpa- « tions n'eurent pas plus de succès que chez la « femme de l'observation précédente ; la gangrène « allait toujours en augmentant ; je cessai sans trop « savoir où cela me menerait ; je me bornai alors « à de légères scarifications, et j'appliquai un appa- « reil chargé de médicamens anti-septiques. Je vis, « au premier pansement, les bons effets du ména- « gement que j'avais eu pour cette gangrène qui « n'avait fait que très peu de progrès, et qui an- « nonçait vouloir se borner. En effet, l'escarre se « détacha dans la suite, et le malade guérit par- « faitement. »

Thomassin explique le gonflement quelquefois énorme qui accompagne la pustule maligne par l'escarre située à son centre, qui, n'étant plus pénétrable, devient un corps obstruant pour tous les vaisseaux qui s'y rendent. Cette explication mécanique ne nous paraît pas heureuse. En effet, si les choses se passaient ainsi, le gonflement serait toujours à peu près le même dans toutes les pustules malignes, et l'observation prouve le contraire. On trouve encore une preuve de la fausseté de cette explication dans l'escarre qui résulte de l'application de la pierre à cautère qui n'est pas plus pénétrable que celle de la pustule maligne, et qu'on ne voit jamais déterminer un gonflement semblable.

Disons plutôt qu'il faut l'attribuer au mode d'irritation qui, dans l'origine, n'étant qu'une simple démangeaison bornée à un point très circonscrit, explique la lenteur des premiers momens de la maladie, et qui, par la suite, devenant plus étendue et plus vive, donne la raison du gonflement énorme susceptible de tuer le malade en quelques heures.

Si, pendant ce moment de fougue, on parvient à détruire la douleur à l'aide d'un caustique qui n'a d'autre objet que de compléter la désorganisation de la partie et d'anéantir la sensibilité morbide qu'elle possède encore, on voit bientôt le calme succéder à l'orage, quoique l'escarre rendue plus dure et plus sèche continue à boucher l'extrémité des vaisseaux qui y arrivent. Enfin, cette explication mécanique est encore victorieusement réfutée par les mauvais effets de l'extirpation, qui laisse cependant l'ouverture des vaisseaux libre et béante, et qu'on ne peut attribuer qu'à la douleur de l'incision ajoutée à celle propre à la tumeur, et en aucune manière à l'hémorrhagie, puisque des sangsues posées sur elle détruisent presque instantanément la douleur, déterminent une détente salutaire, et calment de même les accidens généraux, et ceux plus dangereux encore qui résultent de l'influence de la pustule maligne sur les organes qui peuvent être placés dans son voisinage. Nous désirons que cette dernière remarque, qui terminera ce Chapitre, achève de démontrer que la pustule maligne est une maladie irritative ; que la gangrène qui en est l'inévitable résultat n'est pas le fruit d'une atonie radicale ; que les accidens généraux qui peuvent l'accompagner ne sont pas le produit d'un virus circulant avec les humeurs, mais l'effet d'une grande surface gonflée, très douloureuse, et que son traitement doit être désormais fondé sur la grande loi de l'irritation qui régit en toute occasion la matière vivante.

CHAPITRE III.

DES MOYENS PROPRES A ÉVITER LA PUSTULE MALIGNE.

Dans le Chapitre précédent, nous avons, autant que l'état de la science a pu le permettre, indiqué les causes et les propriétés du virus charbonneux: on verra dans celui-ci que cette étude n'a pas été dictée par une vaine curiosité; qu'elle fournit les moyens d'éviter sa création, d'éluder ses effets et de les bien traiter quand on a pu les prévenir.

On doit déjà présumer, par tout ce qui a été dit, que la pustule maligne peut attaquer indistinctement tous les hommes et à tous les âges de la vie, mais que cependant elle doit particulièrement affecter ceux qui soignent les animaux ou qui touchent à leurs débris; de ce nombre sont les cultivateurs, les vétérinaires, les bergers, les bouchers, les tanneurs, les mégissiers, les marchands de laine, les cardeurs, les cordonniers, etc.

Pour éviter la pustule maligne, trois moyens se présentent d'abord à l'esprit. Le premier est de s'opposer, autant que possible, à la formation du virus charbonneux; le second est d'éviter le contact des matières qui en sont infectées; le troisième, enfin, est d'anéantir son action sur la peau quand les deux premiers genres de secours ont été négligés ou impraticables.

Des moyens propres à éviter la formation du virus charbonneux.

S'il est facile de dire qu'il ne faut pas conduire les animaux dans des pâturages couverts de vase et d'insectes, de ne pas leur donner de fourrages rouillés, de ne pas les abreuver d'eau croupie, de ne pas les exténuer par un travail forcé, souvent rien de plus difficile que de mettre ces avis à exécution ; en effet, est-il possible de changer complétement la nature du sol et de le purger entièrement des matières nuisibles qui en souillent la surface? La fortune trop souvent exiguë des gens de la campagne ne s'oppose-t-elle pas à ce qu'ils remplacent leurs fourrages altérés? enfin des pluies fréquentes dans le moment des récoltes, ou la pénurie de bêtes de trait, n'exigent-elles pas un travail moins régulier et plus accablant? Quel remède peut-on donc apporter à cette série de difficultés? Il faut séparer l'impossible du difficile, et indiquer les mesures facilement praticables.

Des Prairies.

Nous avons déjà dit que toutes les affections charbonneuses sont fréquentes chez les animaux qui paissent dans des prairies basses et marécageuses, alternativement inondées et desséchées par un soleil ardent; elles sont, selon Chabert, enzootiques dans celles qui abondent en *renoncules, laiches* et *queues de cheval*, etc. On ne peut espérer d'arracher une à une ces plantes nuisibles; mais il est possible, par des saignées faites à propos, de donner écoulement aux eaux stagnantes, et de changer par ce simple procédé un marais infect en une prairie abondante et salubre. Si, au contraire, la prairie est inclinée, *brûlante*, mais dominée par un terrain étendu, et qu'il soit possible de réunir dans sa partie la plus élevée les eaux pluviales, elles seront d'une grande ressource pour faire des arrosemens qui en doubleront la récolte tout en s'opposant à la multiplication des insectes que nous avons reconnus être une cause puissante d'infection. A ces mesures générales, absolument indispensables à la santé des bestiaux, et secondairement à celle des hommes, il faudra associer certains engrais qui concourent aussi à améliorer la nature des produits.

Nous n'en dirons pas davantage sur ce point, qui est du domaine exclusif de l'agriculture. Nous avons cru cependant devoir le toucher légèrement, pour fixer l'attention des médecins et de toutes les personnes instruites qui habitent les campagnes, et les inviter à faire profiter de leurs lumières les populations ignorantes et routinières qui les environnent.

Des Fourrages.

Toutes choses égales, les fourrages les plus sains sont ceux qui ont été récoltés par un temps sec et chaud qui leur conserve leur couleur verte et leur odeur agréable. Si, au contraire, ils ont été mouillés et séchés plusieurs fois, ils deviennent jaunes, inodores, et provoquent moins l'appétit des animaux. Mais cette altération est loin d'être aussi nuisible que celle apportée par la rouille, c'est-à-dire par le dépôt de terre produit par des inondations survenues peu de temps avant les récoltes. Cette substance introduite dans l'estomac provoque, dans un temps plus ou moins court, des inflammations internes, sources premières du charbon symptomatique.

Le parti le plus sage à prendre serait sans doute de ne pas faire manger ces fourrages; mais, dans l'impossibilité de se conformer à cette règle, il ne reste d'autre ressource que de les exposer à l'air, de les battre, et de les agiter ensuite avec une fourche pour faire tomber la poussière. Ce procédé assez facile en petit, beaucoup plus difficile dans une grande exploitation, ne peut être considéré que comme un palliatif qu'il ne faut cependant pas négliger.

Des Mares.

Pendant l'été beaucoup de villages sont privés d'eau courante, ou en sont trop éloignés pour en faire un usage habituel dans leurs besoins domestiques; ils sont donc réduits, pour abreuver leurs bestiaux, à user d'eaux de puits presque toujours insuffisantes, difficiles à se procurer, et souvent nuisibles par leur dureté ou leur extrême fraîcheur; ou de celles des mares, qui sont chaudes, croupies, situées sur un fond de vase, mélange infect de terre et d'excrémens ramenés à la surface de l'eau par les animaux qui y pénètrent.

Mais avant d'indiquer les mesures qui pourraient les rendre plus salubres, disons ce qu'on observe ordinairement à ce sujet.

Dans un village un peu étendu on rencontre cinq à six mares toutes petites, et situées dans le voisinage des écuries et des fumiers ; elles en sont en quelque sorte les égouts : aussi l'eau qu'elles renferment est-elle d'un brun rougeâtre et d'une grande fétidité. L'homme de la campagne qui a vu dès son enfance conduire les vaches dans ces trous infects, arrivé à l'âge mûr, ne se doute pas que les mortalités de bestiaux qui le ruinent ne peuvent souvent être attribuées qu'à cette eau malsaine qui, par une singularité remarquable, est préférée à l'eau claire par les animaux qui y sont habitués. Dans son ignorance, il attribue ses pertes à un sort jeté sur lui : il va au loin chercher l'homme grossier et fourbe qui doit le lever, et, comme sa religion est aussi mal établie que ses autres croyances, il fait dire des messes qui ne peuvent avoir d'effet qu'autant qu'il se sera conformé en même temps aux règles de salubrité que prescrit l'hygiène. Quand on a vécu quelque temps dans les campagnes, et qu'on en a observé les habitudes, on reste convaincu qu'une grande partie des maux qui les affligent dépendent des idées superstitieuses qui y règnent. Un homme a-t-il une ophthalmie, c'est un paysan qui *la charme;* un enfant a-t-il des aphthes ou s'est-il brûlé, c'est un berger qui *arrête par paroles* l'une et l'autre maladie. Un autre a-t-il fait une chute douloureuse, il va consulter le rebouteur ou la rebouteuse, qui reconnaissent rarement les véritables désordres, mais qui par une sorte de compensation trouvent toujours des *nerfs croisés*, *chevalés et tressaillis;* enfin ce même individu porte-t-il une tumeur douloureuse quelconque, il va consulter un *vannier*, qui reconnaît un charbon, applique son caustique, et fait naître des accidens qu'une conduite plus éclairée aurait fait éviter.

Ces erreurs pénètrent dans les villes; elles atteignent quelquefois des personnes qui, par leur position dans le monde et leur instruction, devraient en être exemptes. Espérons que le temps et la réflexion leur dessilleront les yeux, qu'elles s'empresseront de rejeter des secours trompeurs, et qu'elles cesseront de donner un mauvais exemple.

Ce simple exposé général, que nous pourrions rendre beaucoup plus affligeant si nous voulions citer les accidens nombreux qui nous l'ont suggéré, prouvera la nécessité de répandre dans les campagnes l'instruction, qui doit provenir de toutes les personnes éclairées et charitables qui les habitent, mais surtout d'une bonne éducation primaire puisée dans un seul livre bien fait, rédigé avec la clarté, l'esprit et le piquant du *Bon homme Richard* de Franklin, contenant tout ce que les villageois doivent savoir comme chrétiens, fils, soldats, pères, citoyens, agriculteurs, et qui, tout en leur traçant leurs devoirs dans toutes les positions sociales que nous venons d'énumérer, combattrait les préjugés, causes fréquentes de leurs malheurs et de leur misère. Mais en attendant que le gouvernement, dont l'intérêt bien entendu est de posséder une population nombreuse et raisonnable, ait pris les mesures convenables à l'exécution du vœu que nous formons, rentrons dans notre sujet, qu'on nous excusera d'avoir abandonné un moment en faveur d'une classe d'hommes qui fait la puissance et la richesse de l'État.

Nous proposons de remplacer toutes ces mares

isolées par une seule, qui sera autant que possible située dans un point central; elle sera grande et profonde, curée tous les ans, pavée dans toute son étendue, environnée de pieux pour empêcher les animaux d'y pénétrer. On plantera dans son pourtour quelques arbres pour tempérer l'ardeur du soleil et diminuer l'évaporation; on n'y laissera pénétrer qu'un petit nombre d'oiseaux aquatiques, qui, en se promenant à la surface de l'eau, lui communiqueront le mouvement nécessaire à la conservation de ses bonnes qualités. Une bonde placée dans la partie la plus basse laissera tomber dans une auge la quantité d'eau nécessaire pour la journée.

En se conformant à ce qui vient d'être prescrit, on aura constamment une eau claire, salubre, abondante, puissante ressource en cas d'incendie, avantage précieux que l'état actuel des choses refuse complétement.

Ce qu'il faut faire pour éviter le contact des matières animales.

Quand aucun motif d'intérêt ou de profession ne rapproche des animaux malades ou morts de maladies suspectes, il est prudent de s'en éloigner, et l'autorité doit veiller avec le plus grand soin à ce que leurs cadavres soient enfouis en totalité à une profondeur suffisante pour que les chiens et autres animaux ne puissent les ramener à la surface du sol. Par cette simple mesure de police trop négligée, la pustule maligne deviendra beaucoup plus rare; elle ne sera plus provoquée par les insectes; elle ne pourra plus pénétrer dans les villes, ni atteindre les tanneurs et autres ouvriers qui se recommandent par leur utilité, ainsi que par une famille nombreuse et pauvre au soutien de laquelle ils sont indispensables.

Mais cette mesure de salubrité, si utile qu'on puisse la supposer, n'étant cependant applicable qu'à la généralité des hommes, n'est plus appropriée aux personnes chargées de soigner les bestiaux. Il est donc important de chercher une méthode qui leur soit directement applicable. Nous n'en trouvons pas de plus convenable que le vêtement dont se servent les agriculteurs pour extraire le miel de leurs ruches. On conçoit qu'un masque cousu exactement à un capuchon, fixé lui-même à une blaude, que des gants impénétrables doivent s'opposer au contact des matières véneneuses. Il est impossible de révoquer en doute que les personnes qui ont tué le bœuf de Pithiviers ou présidé à sa distribution n'auraient pas éprouvé les accidens formidables dont elles ont été les victimes, si elles avaient été vêtues de la manière que nous venons de prescrire.

Nous invitons les médecins à préconiser ce moyen peu dispendieux et entrant déjà dans les habitudes des villageois, parce que nous avons la certitude qu'il peut diminuer le nombre des victimes, particulièrement pendant le cours des maladies épizootiques.

Des moyens propres à éviter l'action du virus charbonneux quand il est appliqué sur la peau.

Si, contre notre recommandation, on a touché, à corps découvert, aux animaux malades ou morts de maladies contagieuses; si on a introduit la main dans leur bouche pour porter des médicamens sur les tumeurs qui peuvent exister dans cette cavité, ou dans le rectum pour en extraire les matières durcies, au lieu de se servir à cette effet d'une curette de bois unie et graissée pour la rendre plus coulante; si enfin on a reçu quelques gouttes de sang ou de toute autre matière sur une partie quelconque du corps, il faudra s'empresser de les enlever. L'eau froide ordinaire sera très propre à entraîner le sang; celle de savon, de chaux ou de cendres, employée chaude, entraîne particulièrement les matières graisseuses; les lotions seront faites avec soin plusieurs fois dans la journée, et continuées pendant huit jours; on ne négligera pas les boutons qui surviendront pendant ce temps. Les cendres imbibées d'eau, avec lesquelles on frottera la partie qui inspire des inquiétudes, pourront être d'une grande utilité par leur propriété alcaline et leur pénétration dans les plis de la peau, qui peuvent encore, malgré les lavages, renfermer de la matière vénéneuse. Enfin il ne faut rien négliger, parce que d'un rien de plus, d'un rien de moins, dépend tout le succès de nos soins.

Nous n'avons jamais employé, dans le cas dont il s'agit, le chlorure de chaux ou de soude; mais tout fait espérer que cette heureuse et toute nouvelle application de la belle découverte de notre célèbre compatriote Guiton de Morveau pourra détruire le virus charbonneux, comme elle décompose les miasmes putrides qui s'échappent des matières animales en putréfaction.

CHAPITRE IV.

DESCRIPTION DE LA PUSTULE MALIGNE.

On peut considérer la pustule maligne comme étant une affection propre aux habitans des campagnes. Si elle pénètre quelquefois dans les villes, c'est toujours par des causes qui leur sont étrangères, déjà indiquées, et sur lesquelles il est inutile de revenir. Le cas le plus ordinaire est de n'observer qu'une seule tumeur sur le même individu; cependant l'expérience démontre qu'on en peut trouver un plus grand nombre.

Nous avons déjà remarqué que la pustule maligne se place constamment sur des parties découvertes; il faut ajouter qu'elle semble préférer les plus saillantes, qui se présentent en quelque sorte d'elles-mêmes à la cause infectante. On ne sera donc pas surpris de la trouver le plus souvent au nez, au menton, à la joue, à l'angle de la mâchoire, dans les environs des clavicules, du coude et du poignet, etc.

Chambon père et fils disent qu'elle peut régner épidémiquement; qu'ils ont vu dans un seul village vingt à trente personnes en être atteintes à la fois. Thomassin trouve ce nombre exagéré, et, comme lui, nous l'avons toujours vue isolée; nous ne trouvons dans notre pratique d'autre exception à cette règle que le père, la femme et les deux enfans des Bordes de Farmoutiers, chez lesquels elle ait sévi dans le même moment.

M. Chaussier remarque que la pustule maligne peut être modifiée par l'influence du climat; nous croyons sa marche en général plus rapide dans les pays chauds, et plus calme dans les tempérés. Ce que nous venons de dire à ce sujet n'est pas dicté par une conviction intime; car nous n'avons étudié la pustule maligne que dans le département de Seine-et-Marne, où nous l'avons vue entièrement conforme à la description qu'en a donnée ce professeur célèbre. De même que lui, nous distinguerons dans son cours quatre périodes[1], qui cessent d'être distinctes quand l'invasion est rapide et fougueuse, avec cette différence cependant, que nous avons composé notre quatrième période du temps nécessaire au décollement de l'escarre, et non de la série de symptômes qui ne font pas partie essentielle de la pustule maligne, attendu qu'ils ne s'observent que quand la maladie est compliquée et qu'elle doit avoir une fin funeste.

Première Période.

Sa durée est ordinairement de vingt-quatre à trente-six heures.

La matière vénéneuse déposée sur l'épiderme s'insinue peu à peu dans le corps muqueux; cela se fait d'abord sans changement de couleur à la peau; cependant le malade commence à éprouver une démangeaison légère, mais incommode, puis un picotement vif, mais passager.

L'épiderme se détache et forme une petite vésicule de la grosseur d'un grain de millet; peu à peu elle se développe, devient brunâtre; la démangeaison continue, le malade se gratte, la vésicule se crève, un petit écoulement de sérosité a lieu, et la démangeaison se calme pendant quelques heures.

Deuxième Période.

Sa durée peut être de plusieurs jours, mais le plus souvent elle est de quelques heures.

Sous la vésicule première, dans le tissu même de la peau, il s'établit un petit tubercule d'une forme lenticulaire, de couleur livide, citronnée; la démangeaison augmente de force et de fréquence, et s'accompagne d'un sentiment d'érosion; la peau se gonfle, s'engorge, devient luisante; une seconde tumeur se forme autour du point central : cette dernière, plus molle et d'une couleur qui peut varier du pâle au rougeâtre, du rougeâtre au livide, ou être nuancée de ces couleurs, a reçu le nom d'*aréole*. Cette aréole, plus ou moins large, toujours superficielle et formée par le tissu de la peau, est parsemée de petites phlyctènes, d'abord isolées, puis réunies, et contenant une sérosité roussâtre. Le tubercule central et primitif devient brunâtre, dur, et s'étend; c'est alors que le malade prend de l'inquiétude sur son état, et que la maladie ne peut être méconnue.

Troisième Période.

Chez un sujet sain elle peut durer quatre à cinq jours.

De la surface de la peau le mal pénètre dans le tissu cellulaire sous-cutané; sa marche, de lente et incertaine qu'elle était, devient rapide, fougueuse et alarmante; la tumeur primitive prend plus de dureté, d'étendue, de profondeur, et devient entièrement noire.

L'aréole, qui toujours la borde, annonce et précède la gangrène, forme quelquefois un bourrelet qui la fait paraître enfoncée. Le gonflement aréolaire, qui par les progrès du mal tombera en gangrène et donnera plus d'étendue à l'escarre, pénètre dans le tissu sous-cutané, devient plus dur tout en conservant sa sensibilité; enfin survient un gonflement élastique sans crépitation, qui peut s'étendre au loin, pénétrer dans les cavités splanchniques quand la tumeur est placée sur l'une d'elles ou dans le voisinage.

La chaleur âcre et cuisante du second degré est remplacée par un sentiment de pesanteur et d'étranglement.

Quand la maladie est arrivée à ce point, le pouls peut conserver sa force et sa fréquence naturelle, être plein, élevé, ou devenir petit, serré et irrégulier; le malade est souvent abattu et défaillant, quelquefois il conserve encore assez d'énergie pour aller à quelques lieues de son domicile réclamer les secours qu'exige son état.

Cette faculté d'aller et de venir est trompeuse, le malade pouvant périr tout à coup au moment de son arrivée et à l'instant où il s'y attend le moins. Quoique ces cas ne soient pas rares, nous croyons devoir en rapporter un exemple.

En 1814, au mois d'août, un homme des Bordes de Farmoutiers portait une tumeur noire à la partie antérieure de la poitrine; elle était environnée d'un gonflement fort étendu. Cependant, il s'arme de sa faulx pour couper de la luzerne; bientôt fatigué, il rentre chez lui, demande un verre de vin, le boit, chancèle et meurt subitement. Sa fille, âgée de douze ans, atteinte de la même maladie placée également près de l'extrémité sternale de la clavicule, continue à se promener dans le voisinage et à jouer avec les enfans de son âge; elle rentre chez elle, demande à manger, mange et périt immédiatement après.

Envoyé sur les lieux par M. le sous-préfet de l'arrondissement, nous trouvâmes la mère et un autre enfant de cinq ans affectés de la même maladie; l'un et l'autre guérirent par la cautérisation, la saignée, le régime des maladies aiguës et de la limonade.

Quatrième Période.

Cette période, quand la maladie est abandonnée à elle-même et doit se terminer heureusement, peut durer depuis dix jours jusqu'à un mois.

Le gonflement cesse de croître, les douleurs se calment, la tension de la partie diminue, un cercle inflammatoire se forme autour de l'escarre, qui se détache par une suppuration abondante, d'abord séreuse, plus liée par la suite, enfin la portion gangrénée tombe entièrement : il ne reste plus qu'une plaie qui sera l'objet d'un article particulier.

Telle est la maladie dans toute sa simplicité, et la marche qu'elle suit quand elle doit se terminer heureusement. Dans le cas contraire, voici ce qu'on observe : tous les accidens locaux augmentent d'intensité, l'enflure devient énorme et froide, la gangrène s'étend, et le malade périt en répandant une odeur fétide insupportable; mais, auparavant, le pouls devient petit, plus vif que dur, quelquefois mollasse, souvent inégal, et sa fréquence augmente de moment en moment; la peau est sèche, la chaleur paraît modérée; cependant le malade éprouve une ardeur interne qui ne peut être calmée par les boissons; la sécheresse de la langue, son aridité, sa couleur brunâtre, démontrent que les voies digestives partagent le désordre général; les diarrhées, les sueurs colliquatives, les hémorrhagies sont rares; les urines, peu abondantes, sont brunes, épaisses et briquetées; enfin des cardialgies, des anxiétés continuelles, une respiration courte, entrecoupée de sanglots, un délire obscur terminent cette série de maux et de souffrances.

De l'Escarre.

L'escarre qui résulte de la pustule maligne ne possède pas l'odeur fétide propre aux autres affections gangréneuses; elle est noire et fort analogue à celle produite par le feu; elle est dure, coriace, difficile à couper; ses couches externes sont plus denses que celles qui avoisinent les parties vives, mais elles peuvent se ramollir par le contact prolongé du pus.

Selon la gravité de la cause, elle sera petite ou fort étendue, superficielle ou profonde, se bornera au tissu cellulaire sous-cutané, ou pourra pénétrer entre les muscles, et, dans quelques cas rares, détruira ces organes. Thomassin rapporte un exemple de ce genre survenu à un homme sexagénaire qui, huit jours après avoir introduit sa main dans le rectum d'une vache, fut tout à coup atteint de trois pustules malignes à l'avant-bras. Les tégumens et presque toute la première couche des fléchisseurs furent emportés par la gangrène.

La forme de l'escarre est aussi variable que son

étendue; cependant, plus elle sera petite, plus elle s'approchera de la forme circulaire ou ovoïde : enfin elle est toujours plus épaisse dans son centre que vers ses bords.

Des Plaies qui succèdent à la chute de l'Escarre.

Ce que nous avons dit de l'étendue et de la forme de l'escarre est absolument applicable à la plaie, parce que l'une est en quelque sorte moulée sur l'autre. Que les plaies soient grandes ou petites, au moment de la chute de l'escarre elles offrent toujours une couleur grisâtre, un pus séreux, qui avec le temps prendront un aspect plus favorable.

Toutes choses égales, la guérison en sera d'autant plus prompte qu'elles seront moins étendues, que le tissu cellulaire sera plus abondant, que son gonflement symptomatique sera moins dur, moins considérable, et que les organes en général seront dans un état plus ou moins parfait de santé. Quand les difficultés des premiers momens, tels que l'empâtement, les fongosités, seront détruites, on pourra considérer la maladie comme une plaie simple, qui n'aura rien de grave que la crainte d'une cicatrice difforme ou d'une bride incommode, si la perte de substance a été considérable.

CHAPITRE V.

DE LA PUSTULE MALIGNE INTERNE.

La pustule maligne, telle qu'elle vient d'être décrite, peut-elle exister dans les voies digestives?

Chambon, Thomassin et M. Chaussier gardent le plus profond silence à cet égard; ils connaissaient cependant le Mémoire de Fournier sur le charbon du Languedoc, dans lequel on trouve la relation d'une épidémie meurtrière que l'auteur désigne sous le nom de *Pustule maligne interne*. Fournier a fait l'ouverture de trois personnes mortes de cette maladie; mais ses observations nous paraissent si peu concluantes, que nous n'aurions pas agité la question qui nous occupe dans ce moment, si nous n'avions trouvé dans le grand *Dictionnaire des Sciences médicales*, à l'article *Pustule maligne*, rédigé par M. Reydellet, un fait qui semble constater sa possibilité.

Si les observations de Morand, de Duhamel, réunies à deux faits qui nous sont particuliers, démontrent que le virus charbonneux est le plus souvent sans action sur l'estomac, celle de Coillot ne permet pas de douter que la mort puisse succéder de près à son introduction. Toute la difficulté est dans la question de savoir si, déposé sur les membranes de l'estomac, il pourra, comme à la peau, faire naître d'abord une vésicule, puis une petite dureté lenticulaire environnée d'une aréole, suite de phénomènes qui distinguent la pustule maligne proprement dite de toutes les autres tumeurs du même genre. On verra, par l'ensemble de ce Chapitre, que la matière est absolument neuve; que les faits sont trop peu nombreux et trop peu complets pour permettre de juger définitivement cette question, digne d'ailleurs de fixer l'attention du praticien.

Observation de M. Reydellet.

« M. Varicel, ancien chirurgien-major de l'Hô-« tel-Dieu de Lyon, rapporte, dans un discours « qu'il prononça dans cet hôpital, le cas d'un « homme qu'il avait traité d'une pustule maligne « par la cautérisation, et qui néanmoins mourut; à « l'ouverture du corps, on trouva une nouvelle pus-« tule maligne dans le colon, que l'on regarda, « avec raison, comme la cause de la mort. »

Nous ignorons si M. Reydellet a des données plus étendues, plus positives sur ce fait; mais là se borne ce qu'il en dit dans son article, qui ne peut faire autorité faute de développemens suffisans.

Relation de la Pustule maligne interne observée par Fournier.

Le printemps de l'année 1727 fut très beau dans le Bas-Languedoc. C'est pendant ce temps, en apparence si favorable à la santé, que cette maladie s'est déclarée. Elle s'annonçait par des nausées et le vomissement de quelques glaires verdâtres. On observait des faiblesses presque continuelles et une douleur fixée au creux de l'estomac, qui était météorisé. Le malade ne pouvait supporter la moindre nourriture. La langue, chargée d'un limon bilieux, noircissait bientôt; des vers étaient rendus par le haut et par le bas; chez quelques uns, ils s'échappaient uniquement par le rectum; la respiration et la tête restaient libres; mais le visage, pâle et décoloré, offrait des yeux enfoncés et éteints. L'émétique déterminait des accidens qui le firent abandonner. Le quina était nuisible, et les saignées peu utiles; mais l'huile, unie au jus de citron, les délayans, surtout l'eau ordinaire, procurèrent la guérison d'un grand nombre de malades.

L'ouverture de trois cadavres démontra dans le voisinage de l'orifice inférieur de l'estomac de petites pustules et quelques points rougeâtres vers les ramifications des artères stomachiques et pyloriques, et des vers en pelotons dans les intestins; un seul en avait dans l'estomac.

Il est reconnu que la cause de la pustule maligne est toujours externe ; il est démontré qu'elle ne peut atteindre un très grand nombre de personnes à la fois, comme le peut faire une fièvre intermittente, et comme l'a déterminé l'épidémie en question.

Il est incontestable en outre que les voies digestives sont moins exposées que la peau à l'action du virus ; que celui-ci n'y pénètre que par les alimens ; que ces derniers ont moins d'activité sur les surfaces intestinales que sur l'épiderme. Ajoutons encore à ces considérations la description très incomplète des pustules observées par Fournier, et nous serons porté à conclure que la maladie ici décrite n'était autre chose qu'une gastrite très aiguë, que les vomitifs et le quina exaspéraient encore, et qui n'a trouvé de secours utiles que dans l'emploi des délayans et des adoucissans huileux acidulés.

CHAPITRE VI.

DES MALADIES QUI ONT PLUS OU MOINS D'ANALOGIE AVEC LA PUSTULE MALIGNE.

QUAND on a observé une seule fois, mais avec attention, la pustule maligne, il n'est plus possible de la méconnaître si elle est parvenue à son deuxième degré, et, à plus forte raison, à ceux qui lui succèdent.

L'erreur est plus facile quand elle n'est encore qu'un petit point rouge surmonté d'une vésicule. Pour l'éviter, il faut bien se rappeler les signes qui caractérisent son premier période, et les comparer à ceux analogues qu'on peut trouver dans d'autres affections : c'est ce que nous allons tâcher de faire dans ce Chapitre.

Des Piqûres de Cousin.

Comme dans la pustule maligne, il y a démangeaison vive et cuisante, petite tumeur surmontée d'une vésicule contenant une sérosité âcre, qui se crève en la grattant et laisse à découvert un point dur et grisâtre. Telles sont les analogies : voyons maintenant les différences.

La tumeur provenant de la piqûre du cousin est plus saillante, et la démangeaison qui l'accompagne est de moins longue durée. L'inflammation qui l'entoure est plus vive, érysipélateuse, et manque d'aréole vésiculaire ; enfin on remarque ordinairement, dans le voisinage de la lésion qui vient d'être décrite ou sur d'autres parties plus ou moins éloignées, des piqûres semblables.

Ces signes distinctifs peuvent-ils inspirer une parfaite sécurité? Nous ne le pensons pas ; nous estimons au contraire qu'il est sage et prudent, dans les cas douteux, surtout si on ne conserve pas le malade sous sa main, de se comporter comme si la nature du mal était bien évidente et bien constatée. En se conformant rigoureusement à cette règle, qui n'offre aucun inconvénient, on évitera les erreurs que nous avons vu commettre, ainsi que les malheurs irréparables qui en ont été les suites. Pour ne pas laisser de doutes à ce sujet, nous répétons encore que les insectes sont un moyen fréquent de transport du virus charbonneux, et que l'action de ce virus peut fort bien suivre de près celle propre à l'animal vulnérant.

D'autres insectes que les cousins peuvent encore provoquer des accidens analogues à ceux observés dans le cours de la pustule maligne. Le fait qui confirme cette vérité a été observé sur une bouchère de Coulommiers, femme alors âgée de quarante ans, et d'un embonpoint extraordinaire. A trois heures du soir, légère démangeaison au sein gauche ; la malade se gratte sans déranger son fichu et sans en rechercher la cause. Des cuissons vives succèdent ; la partie se gonfle rapidement ; la malade s'inquiète, s'agite, et nous fait demander. Nous étions près d'elle à neuf heures du soir : son sein, naturellement très volumineux, était singulièrement gonflé et tendu ; l'enflure était légère, élastique, sans crépitation, fort analogue à celle observée dans la pustule maligne décrite par Bayle ; la couleur de la peau était naturelle ; le mouvement communiqué à la partie malade se conservait quelque temps, et de la même manière que celui donné à une masse de gélatine légèrement condensée. Aucun bouton, aucune dureté ne troublait la surface unie de la peau. Nous désespérions déjà de la possibilité de déterminer la cause de la maladie que nous avions sous les yeux, quand un examen plus attentif nous fit découvrir une petite fissure de trois lignes de longueur, en tout semblable à celle qui résulterait de l'application d'un coin fort aigu posé sur une substance molle. Ce ne fut qu'avec peine que nous parvînmes à en écarter les bords refoulés par le gonflement, et à saisir dans son fond un corps rond, de la grosseur d'un pois, d'une couleur grise et brillante ; son extraction fit reconnaître une tique, insecte qui s'attache et adhère fortement aux bestiaux. A l'instant même de sa séparation de la partie, les douleurs et autres accidens mentionnés cessèrent, et, le lendemain, le sein avait repris son volume naturel.

Quelle aurait été la terminaison de cette maladie, qui ne ressemblait à la pustule maligne que par le gonflement élastique, étendu et incolore, qui se manifeste à son troisième période, si la cause n'avait pas été découverte?

L'enflure aurait-elle fini par se borner? aurait-elle au contraire pris plus d'accroissement? se serait-elle compliquée d'accidens nouveaux? Il nous est impossible de répondre à toutes ces questions; la seule conjecture possible à ce sujet est de penser que le même insecte situé sur un sein plus petit, plus ferme, plus élastique, produirait la même série de phénomènes, mais qu'il ne pourrait être complétement enveloppé comme dans le cas dont il s'agit.

Du Clou ou *Furoncle.*

Cette maladie expose moins à l'erreur que la piqûre des insectes. Comme la pustule maligne, elle s'annonce par un picotement vif à la peau, et quelquefois par une petite vésicule; mais elle en diffère en ce que la pustule maligne marche de dehors en dedans, c'est-à-dire de l'épiderme au tissu cellulaire sous-cutané, tandis que le clou procède du tissu cellulaire à la peau, et affecte une forme pointue qui ne se rencontre jamais dans la maladie à laquelle nous le comparons; enfin l'inflammation qui l'accompagne est franche, pulsative, et jamais environnée du cercle vésiculaire.

De l'Érysipèle miliaire ou *pustuleux*.

Cette maladie ne peut être confondue, dans le principe, avec la pustule maligne, quoiqu'elle s'annonce également par des démangeaisons vives et des vésicules pleines de sérosité; mais leur nombre est en général plus grand; elles sont posées sur une surface enflammée, très étendue, irrégulièrement circonscrite, et, en se desséchant, elles ne laissent pas de points durs, noirs, insensibles et gangrenés.

De l'Anthrax ou *Charbon du Languedoc*.

Nous n'avons jamais observé cette affection au lit du malade; ce que nous allons en dire sera le fruit unique de nos lectures : la description succincte qui va en être faite sera plus particulièrement puisée dans le Mémoire de Fournier, qui, ayant habité Montpellier et Dijon, a pu également observer les tumeurs gangréneuses propres à ces deux pays, et en mieux tracer les analogies et les différences. Avant d'entrer en matière, il est utile d'observer que son travail est loin de posséder cette exactitude qui distingue si éminemment les ouvrages d'Enaux et Chaussier, et de Bayle; que, faute d'observations pratiques, il nous sera impossible de remplir les lacunes nombreuses qu'on y rencontre, et que nous ne pourrons nous livrer à d'autres remarques qu'à celles qui découleront tout naturellement de l'exposition des faits.

Description.

Vingt-quatre heures avant l'éruption de l'anthrax, le malade éprouve du malaise, de l'abattement, une grande prostration des forces, un saisissement intérieur particulier et la crainte de la mort qui précède ou accompagne si souvent l'invasion des maladies graves.

La tumeur marche toujours avec une grande rapidité; elle est peu élevée au-dessus du niveau de la peau et s'annonce par une ou plusieurs pustules qui noircissent tout à coup, se déchirent et laissent échapper une matière séreuse roussâtre très irritante.

La démangeaison et la chaleur de la partie *sont de suite insupportables;* la tumeur devient rapidement livide ou noire à son centre. Cette partie, déjà gangrenée, est *environnée d'une inflammation intense, très rouge et luisante*, d'où partent quelquefois, surtout quand la tumeur s'affaisse, des rayons violâtres, livides ou noirâtres.

La maladie, arrivée à ce point, détermine une douleur compressive semblable à celle qui résulterait de l'action toujours croissante d'un cercle de fer chaud. Cette douleur se calme par momens pour reparaître ensuite, provoque des défaillances, des palpitations de cœur, des intermittences dans le pouls, que Fournier attribue au levain charbonneux, mais avec plus de raison *à l'irritation nerveuse qui, dans les temps de rémission, laisse au cœur et aux artères la faculté de reprendre leurs battemens ordinaires, quoique le pouls reste toujours serré et petit;* remarque importante qui recevra son application par la suite. Par rapport aux causes, Fournier distingue deux espèces d'anthrax : l'un vient spontanément, l'autre est communiqué.

Du Charbon spontané.

Il se déclare ordinairement pendant les grandes chaleurs; il attaque toujours les artisans, les hommes de la campagne qui se nourrissent avec de mauvais fruits, qui boivent de l'eau malsaine, qui vivent dans la malpropreté, ou qui habitent les villages situés sur les côtes sud-est du Languedoc, dans le voisinage d'étangs dont les eaux sont altérées par celles de la mer qui y affluent dans les gros temps, toutes circonstances qui le rendent très commun à Parols, à Manguio, à Villeneuve et à Miroval.

De l'Anthrax par contagion.

Dans le midi de la France, les pâturages, promptement desséchés par le soleil, ne permettent pas d'y élever des vaches : la viande du mouton y est la nourriture principale. Celle de ces animaux morts, ou sur le point de mourir du charbon ou de la clavelée, vendue à bas prix; le contact de leur peau, de leur laine, que les lavages ou une longue exposition à l'air ne peuvent assainir; la sérosité qui découle du charbon des hommes, sont les agens provocateurs les plus ordinaires de cette seconde espèce de charbon, qui se trouve, comme la pustule maligne, aux mains, aux bras, au visage des ouvriers, tandis que la première s'observe indistinctement sur toutes les parties du corps.

Traitement.

A ce sujet, Fournier observe qu'avant lui cette maladie inspirait la plus grande terreur; que les personnes qui en étaient atteintes, abandonnées de leurs parens et de leurs amis, périssaient misérablement; mais que, par le traitement que nous allons rapporter, il est parvenu à en guérir un très grand nombre, et à ramener la sécurité et, avec elle, les sentimens affectueux.

La saignée n'est pas convenable à cette maladie, parce que, selon notre auteur, il y a épaississement du sang.

Les caustiques, de quelque nature qu'ils soient, doivent être bannis à jamais; il faut emporter la partie gangrenée avec l'instrument tranchant, et panser la plaie avec le mélange suivant :

℞ Vin blanc (mesure de Paris)	1	bouteille.
Gomme élémi	1	livre.
Résine	2	livres.
Cire jaune	1	livre.
Aristoloche ronde en poudre	1	once.
Sang-dragon commun	1	once.
Térébenthine de Venise	1	livre.

Le traitement interne consistait à faire prendre de suite quinze gouttes de l'eau du général Lamotte, dans une cuillerée de vin d'Espagne ou dans une infusion vulnéraire, à laquelle on devait encore ajouter un gros de confection alkermès, puis donner, deux heures après, trois à quatre grains de tartre stibié : pendant l'effet de ce dernier médicament, on soutenait les forces par un léger cordial ou avec du bouillon. Enfin, si les forces étaient déprimées, si le pouls était abattu, concentré, si la fièvre existait avec redoublement, si on présumait que des vers existaient dans les intestins, avec un fond manifeste de pourriture, on administrait le quina.

Telle est la substance du travail de Fournier sur le charbon du Languedoc. Partons de ce point pour reconnaître les analogies et les différences qui existent entre cette affection et la pustule maligne; étudions-les dans leurs causes, dans les effets de ces causes, ainsi que dans le traitement que l'expérience a démontré être le plus efficace dans chacune de ces maladies.

Des Causes.

Les virus qui déterminent l'anthrax et la pustule maligne nous semblent devoir être de même nature et ne différer que par le degré d'activité; l'un et l'autre naissent dans les mêmes maladies des animaux, l'un et l'autre adhèrent également aux substances qui en sont pénétrées, et leurs effets sur les surfaces dermoïdes ou intestinales sont fort analogues.

Des Effets.

Le charbon, comme la pustule maligne, s'annonce par une ou plusieurs vésicules contenant également une sérosité acrimonieuse susceptible de communiquer la maladie; si les démangeaisons, la chaleur, la douleur compressive sont plus fortes que celles de la pustule maligne, elles n'en sont pas moins de même nature; dans l'un et l'autre cas, elles déterminent des défaillances, des palpitations de cœur et de l'irrégularité dans le pouls. La rapidité en général plus grande de l'anthrax ne peut être un caractère distinctif, attendu qu'on voit quelquefois la pustule maligne sévir avec la même intensité. Fournier, qui distingue le charbon par cause interne de celui déterminé par un agent extérieur, ne dit absolument rien sur la manière d'agir du virus dans ce dernier cas. C'est une lacune qu'il nous est impossible de remplir, et qu'il est important de combler. En attendant des données positives à ce sujet, ne craignons pas de ranger cette dernière affection parmi les pustules malignes, parce que, comme elles, elle ne peut posséder des symptômes précurseurs, et que, comme elles encore, il faut qu'elle marche de la surface à la profondeur. Quelques différences dans l'aspect ne doivent pas faire rejeter notre proposition : qu'on se souvienne de la remarque de M. Chaussier, qui établit que la pustule maligne peut être modifiée par le climat.

Du Traitement.

Selon notre auteur, la saignée est nuisible dans le charbon du Languedoc; il rejette cette opération, parce que le sang est épaissi.

Chambon fait le même raisonnement à l'égard de la pustule maligne, tandis que la pratique de Thomassin et notre propre expérience nous en ont confirmé l'utilité.

Ce premier aperçu ne pouvant jeter aucun jour sur la nature intime de ces deux affections, tâchons de le faire jaillir des autres secours proposés contre elles. On reconnaît la nécessité d'agir également sur leur centre gangrené. Fournier préfère l'instrument tranchant au caustique, reconnu généralement plus efficace dans la pustule maligne, parce que, tout en détruisant la sensibilité morbide, il provoque une inflammation franche propre à borner la gangrène et à la séparer des parties vives, tandis que le même topique appliqué sur l'anthrax ne pourrait qu'augmenter l'intensité du cercle rouge fortement enflammé qui environne l'escarre, et étendre la maladie au lieu de la borner.

Fournier attribue les grands succès qu'il a obtenus aux vomitifs et aux purgatifs. Tout en avouant qu'on ne peut se dissimuler leur utilité dans l'espèce de pustule décrite par Bayle, nous démontrerons par la suite que leur propriété curative est fort contestable dans l'espèce de pustule maligne qui fait l'objet particulier de nos recherches.

De tout ce qui vient d'être dit, on voit que l'anthrax et la pustule maligne ont de nombreux points d'analogie; qu'on ne peut les séparer d'une manière positive et exempte de contestation qu'en classant le charbon par cause externe parmi les pustules malignes, et en réservant le nom d'*anthrax* à la tumeur déterminée par des causes intérieures.

Caractères de l'Anthrax proprement dit.

Il est le produit d'une cause interne; il peut se développer indistinctement sur toutes les parties du corps. Vingt-quatre heures avant son éruption, commotion intérieure, malaise, prostration des forces, craintes de la mort, centre de la tumeur couvert d'une ou de plusieurs pustules, noircissant tout à coup, environné d'un cercle inflammatoire d'un rouge vif et brillant, chaleur brûlante dès le début, l'inflammation procédant de dedans en dehors et attaquant dans le même moment le tissu cellulaire et la peau.

De l'Anthrax bénin.

Cette maladie, moins dangereuse que les précédentes, peut cependant, comme elles, se compliquer de fièvres graves et mettre à découvert les muscles, les tendons, les nerfs ou les gros vaisseaux qui en sont recouverts. Effet d'une disposition intérieure, elle peut attaquer toutes les parties du corps; cependant sa place de prédilection est la nuque et le dos.

Il s'annonce par une tumeur d'un volume très variable, circonscrite, d'un rouge foncé, accompagnée d'une douleur brûlante que les malades comparent à l'action d'un charbon ardent; son sommet se couvre promptement d'une ou de plusieurs vésicules sous lesquelles on remarque une escarre blanche ou noire. Quelquefois la mortification se bornant au tissu cellulaire, se termine à la peau enflammée, criblée de plusieurs ouvertures qui se réunissent avec le temps pour livrer passage à une suppuration sanguinolente, et au tissu cellulaire mortifié, se détachant par lambeaux blanchâtres fort analogues à ceux qu'on extrait de la pustule maligne des Basses-Alpes, décrite par Bayle, et à l'examen de laquelle nous allons nous livrer.

De la Pustule maligne des Basses-Alpes, décrite par Bayle.

Dans notre pratique particulière, nous n'avons vu ou plutôt aperçu qu'une seule fois cette variété de la pustule maligne. Il y a environ vingt ans qu'un vitrier de Coulommiers, âgé de quarante ans, jouissant habituellement d'une bonne santé, nous fit demander à dix heures du soir pour une tumeur étendue, élastique, sans crépitation, sans douleur, sans changement de couleur à la peau; l'enflure couvrait toute la partie supérieure du dos, mais plus particulièrement l'épaule droite; le pouls était tranquille; le malade avait conservé son appétit et n'éprouvait aucun malaise. Ce ne fut qu'avec peine et en promenant le doigt sur toute la surface gonflée, que nous découvrîmes, à peu près dans son centre, un petit point dur placé immédiatement sous la peau; là, comme sur tout le reste de l'enflure, l'épiderme adhérait et conservait sa couleur naturelle.

Malgré le calme général, il était impossible de ne pas reconnaître le caractère perfide de cette maladie; en conséquence, la tumeur centrale fut scarifiée, cautérisée ensuite avec quelques gouttes d'acide sulfurique, puis recouverte d'un petit linge enduit de thériaque. Le lendemain, à cinq heures du matin, nous étions déjà à la porte du malade... mais, hélas! il était trop tard; il était passé, avec calme et sans bruit, du sommeil à la mort.

Ambroise Paré semble vouloir désigner le genre d'affection que nous venons de décrire, en traitant de l'espèce de tumeur charbonneuse qu'il nomme *bosse*. « On en a vu, dit-il, qui tiennent de la cou« leur du cuir naturel, et sembloient estre une tu« meur œdémateuse, qui toutesfois faisoient mou« rir le malade aussitost que celles qui estoient de « couleur noire ou plombée, par quoy il ne s'y « faut fier. »

Pour donner une juste idée de l'affection qui nous occupe dans ce moment, que nous n'avons vue qu'une fois en Brie, mais qui peut se rencontrer dans d'autres pays, nous allons rapporter la description générale qui en a été donnée par Bayle, et nous citerons ensuite quelques observations particulières extraites du même ouvrage, afin de faire mieux connaître ses diverses nuances et ses divers modes de terminaison.

C'est en l'an IV, entre floréal et brumaire, et dans les villages de Vernet, Couloubroux, pays froids où l'on ne voit jamais de fièvres intermittentes, que cette maladie a été observée pour la première fois. Pendant le cours de l'épidémie, le ciel a presque toujours été serein et la chaleur vive.

La maladie n'a attaqué que des personnes fort

saines et jouissant habituellement d'une santé florissante, vivant toutes sobrement, les unes uniquement de végétaux, les autres, celles qui avaient plus d'aisance, y ajoutant quelques substances animales.

Presque tous les malades assuraient n'avoir touché les restes d'aucun animal mort du charbon; le plus grand nombre de ceux qui avaient mangé de la viande déclaraient qu'ils étaient bien certains de n'avoir point usé de substances animales suspectes; enfin aucun animal n'était mort du charbon.

La maladie ne se communiquait pas d'un individu à un autre, même en couchant dans le même lit; on n'a pas vu deux individus attaqués dans la même maison.

La chaleur et la sécheresse furent plus grandes qu'à l'ordinaire; mais à Digne et dans d'autres endroits où croissent les oliviers on ne vit pas paraître cette pustule.

Quelquefois l'invasion était précédée de défaillances (Observation n° 4), d'autres fois de gaîté inaccoutumée (Observation n° 9); mais le plus souvent il n'y avait aucun signe précurseur.

Le siége du mal était au visage, à la partie antérieure du thorax, et presque toujours du côté gauche. L'invasion était marquée par une enflure considérable, élastique, sans changement de couleur à la peau, et présentant dans le centre une tumeur circulaire circonscrite, de la largeur de la cornée transparente environ; elle était très dure, pénétrant plus ou moins profondément, tantôt mobile, tantòt collée aux parties subjacentes; sur le milieu de cette tumeur, qui dépassait peu le niveau des parties environnantes, s'élevait une pustule de la grosseur d'un grain de millet ou de chenevis; point d'aréole autour de la pustule, au-dessous de laquelle on voyait une tache brune, noirâtre ou livide, s'enfonçant plus ou moins dans le tissu de la peau; quelquefois il découlait de la pustule un liquide transparent, incolore, qui, exposé à l'air, prenait la couleur et la consistance du jaune d'œuf desséché au soleil.

L'enflure continuait de croître; elle avait une souplesse, une légèreté remarquable; elle paraissait emphysémateuse, mais sans crépitation; la peau qui environnait la pustule était sèche et aride. A cette époque, quelques malades eurent des frissons, d'autres des nausées, quelques autres des évanouissemens, et la plupart, aucun symptôme particulier : aussi ne se croyaient-ils pas malades; ils n'avaient pas de fièvre, le pouls était naturel, quelquefois un peu plein, les forces étaient encore celles de la santé, la langue était bonne, l'appétit excellent, les évacuations alvines étaient nulles ou très sèches, l'urine restait la même, le sommeil n'était ni plus long ni plus court; dans les rêves, plus fréquens qu'à l'ordinaire, ils croyaient se livrer avec gaîté à des exercices très actifs.

Le sang extrait par la saignée rendait peu de sérosité, mais ne présentait pas de couenne.

Peu de temps après l'invasion (le 3e jour), chez les malades nos 3 et 4, le ventre se tendit, devint douloureux, et la mort arriva presque inopinément. Chez un autre, le troisième jour aussi, l'enflure occupait le cou et la poitrine; l'assoupissement succéda à de fréquentes défaillances; il fut interrompu de temps à autre par des angoisses inexprimables, accompagnées de carphologie, suivies de la mort.

Chez ceux qui guérirent, la suppuration s'annonçait par la fièvre, le froid des membres, par l'inégalité, l'intermittence du pouls, et par une crainte extrême de la mort.

Chez tous les sujets, la partie de la tumeur qui soutenait les pustules était mortifiée et insensible, de même que le tissu cellulaire sous-cutané et intermusculaire; les muscles étaient épargnés ou n'étaient atteints qu'accidentellement; la peau se mortifiait sans changer de couleur, et quelquefois sans enflure préliminaire; et, dans ce cas, elle avait une dureté excessive, coriacée, qui la faisait crier sous l'instrument tranchant.

La gangrène fixée, la suppuration établie, le tissu cellulaire sphacelé se détachait, avec le temps, par lanières, par fragmens ou larges morceaux.

Après la chute de l'escarre, le pus, auparavant mal lié, grisâtre, devenait blanc et consistant; des bourgeons grenus, quelquefois fongueux, se dissipaient avec la pierre infernale; enfin la cicatrisation et le rétablissement ne se faisaient pas longtemps attendre.

Première Observation.

Le 18 floréal an IV, un riche propriétaire, d'une bonne constitution, d'un tempérament bilieux, âgé de cinquante ans, fut saisi tout à coup d'une enflure élastique, indolente, située à la partie inférieure du côté gauche de la face; on y voyait une très petite pustule portée sur une dureté peu étendue, placée vis-à-vis du trou mentonnier : le sujet n'en tint aucun compte, s'exposa au vent, travailla et mangea comme à l'ordinaire. Le lendemain matin, la joue gauche et le cou jusqu'à la clavicule furent boursouflés et comme emphysémateux.

Il avait bien dormi; le pouls, l'appétit, tout enfin était dans le même état qu'en santé. La petite pustule était de la grosseur d'un grain de chenevis, et portée sur le milieu d'une dureté large comme une pièce de vingt-quatre sous; la peau n'avait pas changé de couleur; il n'y avait aucune ou presque aucune douleur, mais une gêne pareille à celle produite par un bandage serré. On défendit au malade de manger, quoiqu'il eût appétit; il fut saigné; le sang présentait les mêmes apparences qu'en santé. Dans la journée il survint des évanouissemens, l'enflure augmenta, ferma l'œil gauche, s'étendit de gauche à droite. Cependant le malade, qui ne sentait aucune douleur, ne voulut pas laisser enlever la pustule; il fut saigné de nouveau vers le soir; la nuit ne fut pas fort orageuse, mais l'appétit disparut.

Le troisième jour au matin, le pouls devint faible et intermittent; celui du bras gauche ne se faisait plus sentir; l'enflure avait gagné le haut de la poitrine; elle était encore élastique, sans changement de couleur à la peau et sans crépitement par la pression. Les scarifications faites autour de la pustule et sur l'enflure ne produisirent aucun effet. Les évanouissemens devinrent fréquens, de même que les angoisses. Ce malade mourut vers le soir, après plusieurs heures d'un assoupissement souvent interrompu par des réveils pénibles, accompagnés de carphologie.

Deuxième Observation.

Le 3 messidor an IV, Derbès, cultivateur, d'une assez bonne constitution, âgé de trente ans et jouissant habituellement d'une bonne santé, fut pris tout à coup d'une enflure assez considérable au front, à la joue gauche et au menton. Nul changement de couleur à la peau; nul crépitement par la pression; douleur nulle ou presque nulle; gaîté inaccoutumée. Le malade se disait disposé à se battre, quoique dans son état habituel il fût très doux. On voyait au-dessus du sourcil gauche une petite pustule portée sur une tumeur dure, libre et plus large que l'ongle du pouce. Vers les quatre heures du soir, les phlyctènes parurent autour de la pustule; trois autres pustules portées sur de petites tumeurs parurent sur le menton; il y avait un suintement léger d'un ichor, qui bientôt se durcissait et jaunissait; l'enflure paraissait emphysémateuse, mais ne crépitait pas sous le doigt. Le malade avait beaucoup rêvé pendant la nuit; il était constipé, mais d'ailleurs dans le même état qu'en parfaite santé. On employa un topique fait avec la racine de bryone; les tumeurs sur lesquelles étaient portées les pustules furent enlevées par extirpation. On appliqua sur la plaie de l'onguent styrax mêlé à doses inégales avec l'onguent égyptiac; le malade fut saigné; le sang ne différait en rien de celui des hommes sains, c'est-à-dire qu'il était d'un rouge un peu foncé, qu'il se coagula assez promptement, fournit assez peu de sérosité et ne présenta pas de couenne. Le deuxième jour, Derbès fut purgé avec

Séné	ʒ VI
Tamarin	℥ IV
Sulfate de potasse	℥ j ß
Manne	℥ IV

Cette forte dose détermina peu de selles. Le 3, tout resta dans le même état; le 4, l'enflure augmenta considérablement, et s'étendit jusqu'à la clavicule; des douleurs vives se firent sentir dans tout le corps, mais non dans les parties enflées; l'appétit persistait; la saignée, les bains tièdes, le petit-lait contenant beaucoup de crême de tartre en suspension furent mis en usage; les douleurs disparurent, et l'enflure diminua d'une manière notable : tout resta dans le même état jusqu'au huitième jour au matin. Le malade se disait bien portant; il avait conservé l'appétit et désirait manger ce jour-là; on répéta l'administration du purgatif donné le deuxième jour. Après son action, sueurs froides, extrémités partout glacées, pouls inégal, intermittent; le malade assurait être sur le point de mourir. Le neuvième jour, les plaies suppurèrent; dans les jours suivans, les parties graisseuses et cellulaires sous-cutanées se détachèrent; la peau et les muscles n'étaient point sphacelés; l'ulcère devint simple, et la guérison fut assez prompte. Cet homme ne fit pas de lit séparé pendant sa maladie.

Troisième Observation.

Le 2 fructidor, une femme âgée de plus de cinquante ans, à cheveux bruns et peau du visage d'un rouge betterave, menant une vie sédentaire dans une campagne élevée, jouissant habituellement d'une très bonne santé, et n'ayant éprouvé depuis long-temps d'autre indisposition qu'une maladie érysipélateuse, fut prise tout à coup d'une enflure très considérable située à la région mammaire droite et présentant vers son milieu une pustule miliaire. Cette malade fut saignée; on enleva la tumeur dure et arrondie sur laquelle s'élevait la pustule; des scarifications furent faites aux alentours; on réitéra la saignée; le ventre se tendit; des douleurs s'y firent sentir. La malade mourut le quatrième jour au soir avec toute sa connaissance. Le lendemain, une odeur insoutenable s'exhalait de son cadavre devenu livide.

Quatrième Observation.

Le 3 fructidor, Joseph Saubert, âgé de vingt-deux ans, s'occupant des travaux de la campagne, jouissant habituellement d'une santé florissante, mais ayant éprouvé des défaillances à l'église deux jours auparavant, eut une enflure très considérable à la joue, sans changement de couleur à la peau, et avec une pustule très petite. On enleva la tumeur circonscrite sur laquelle s'élevait la pustule. Ce jeune homme ne fut ni saigné, ni purgé. L'enflure augmenta. Cependant il vaquait à ses occupations ordinaires et conservait son appétit. Le troisième jour, il se divertissait vers les neuf heures avec ses camarades; vers les dix heures, il se coucha; il ressentait de vives douleurs dans l'abdomen; il se trouvait tout-à-fait affaibli; ses pieds étaient glacés. On lui donna une infusion de menthe et d'autres remèdes échauffans. Il mourut vers le soir presque inopinément. Le lendemain, le cadavre exhalait une puanteur excessive, et sa couleur était livide. Jusqu'au dernier jour, il avait couché avec ses frères.

Sixième Observation.

Le 17 fructidor, Agathe Bayle, fille d'un cultivateur, âgée d'un an et demi, très bien portante, fut saisie d'une enflure qui, de la tempe gauche, s'étendait sur une partie de la face. Nul changement de couleur à la peau, nulle marque de douleur. On enleva la tumeur sur laquelle s'élevait la pustule, et la plaie fut pansée comme celle du malade n° 2. Aucun autre remède ne fut mis en usage. Il survint des évacuations alvines très abondantes. La suppuration s'établit le huitième jour; le tissu cellulaire, frappé de mortification, se sépara, et bientôt cet enfant fut hors de danger.

Il y eut ici une diarrhée spontanée.

Huitième Observation.

Le 4 vendémiaire, Aubert, aubergiste à Couloubroux, âgé d'environ quarante-cinq ans, d'une taille élevée, d'un tempérament sanguin, un peu mélancolique et jouissant habituellement d'une très bonne santé, fut tout étonné, en s'habillant, de trouver ses habits trop petits et de ne pouvoir boutonner son gilet. Il avait une enflure indolente très considérable, élastique, non crépitante et sans changement de couleur à la peau, sur toute la partie antérieure de la poitrine, depuis le cou jusqu'à l'abdomen; il y avait, au-dessus de la mamelle gauche, près la région claviculaire, une assez petite tumeur endurcie, surmontée par une pustule miliaire. Dans la matinée, après que le malade eut aperçu la pustule, il y eut des nausées et des évanouissemens, et il craignit une maladie mortelle.

On fit une saignée vers le soir, et la tumeur fut enlevée. La plaie découverte trois fois dans la soirée, montrait chaque fois de nouveaux progrès gangréneux, qu'on enlevait. Les parties gangrenées conservaient la couleur naturelle à la peau, mais étaient insensibles et d'une dureté coriacée. Le 2, les choses restèrent dans le même état; le 3, sueurs froides; le 4 au soir, extrémités glacées, pouls inégal, intermittent. On donna sur-le-champ un purgatif à très haute dose. Le 5 au matin, la suppuration s'établissait; elle disparut le 7 au soir. On réitéra le même purgatif le 8; la suppuration se rétablit. Dans les jours suivans les parties gangrenées ne furent pas enlevées à mesure qu'elles se sphacelaient. Le 15, sueurs froides, angoisses, extrémités glacées. Il y avait au-dessus de la clavicule gauche une partie de la peau, de quatre travers de doigt de longueur transversale sur deux travers de doigt de largeur verticale, qui était sphacelée, sans enflure et sans changement dans la couleur naturelle. Le soir, presque toutes les parties sphacelées furent enlevées; elles criaient sous le bistouri; leur dureté était coriacée: dans quelques endroits, la peau était vive et de couleur naturelle; le tissu cellulaire sous-cutané gonflé et sphacelé; les muscles pectoraux vifs, et le tissu cellulaire intermusculeux gonflé et sphacelé. Bientôt il s'établit une suppuration très abondante. Toutes les parties sphacelées qui restaient se détachèrent par fragmens.

Le vingtième jour, il n'y avait plus d'autre indication à remplir que la cicatrisation de la plaie.

Du Traitement.

Le malade n° 4, traité par la simple extirpation de la tumeur, ayant pris des échauffans le troisième jour de la maladie, mourut en très peu de temps.

Le malade n° 1 mourut après des saignées suivies de l'extirpation de la tumeur et de scarifications sur l'enflure.

Le malade n° 3 périt après de simples incisions et deux saignées.

La malade n° 6 guérit sans autre remède que l'extirpation de la tumeur endurcie; mais elle eut un dévoiement spontané.

On n'a vu succomber à cette maladie, ni cette année, ni pendant les années suivantes, aucun des malades auxquels on a administré le traitement qui suit :

1°. Proscription du vin, des alimens et de tous les échauffans ; usage de la saignée chez les sujets dont le pouls n'était pas trop faible ; lavemens chez ceux qui étaient constipés ; bains chez ceux qui avaient des douleurs intérieures ou musculaires ; petit-lait chez tous.

2°. Prompte extirpation de la tumeur dure et de toutes les parties sphacelées qu'on pouvait enlever ; ce qui n'est pas fort douloureux, car on ne coupe pas jusqu'au vif. On a retiré depuis les mêmes avantages de la cautérisation par un acide caustique, par la pierre à cautère, et même par le cautère actuel. Application de l'onguent égyptiac et du styrax sur les plaies résultant de l'extirpation de la petite tumeur. On n'a fait presqu'aucun usage des topiques résolutifs ou émolliens, et on n'en a vu aucun effet quand on les a appliqués pendant les premiers jours.

3°. Purgatifs peu irritans donnés à très haute dose dès le premier jour : à la dose ordinaire, ils ne produisaient aucun effet ; à triple dose, ils ne déterminaient que deux ou trois selles. Depuis le premier jour jusqu'au quinzième, on les administrait avant l'établissement de la suppuration ou dès qu'elle était supprimée ; toujours on l'a vue reparaître après leur action. (Dans les années suivantes, on a administré des vomitifs avant l'établissement de la suppuration, mais toujours des purgatifs lorsqu'elle se supprimait.) Chez le malade n° 8, on donna le purgatif le troisième jour. Les symptômes annonçaient-ils une suppuration prochaine, spontanée, ou une mort imminente, comme chez le n° 4?

Réflexions.

Les tumeurs toujours situées sur des parties découvertes, leur analogie avec la maladie observée sur la bouchère de Coulommiers, le soin que l'auteur met à remarquer qu'en l'an IV on n'avait pas vu régner d'affection charbonneuse chez les animaux; qu'une partie des hommes atteints de l'espèce de pustule maligne qu'il décrit avec tant de soin et d'exactitude avaient vécu exclusivement de végétaux, nous font penser que sa cause première était externe, et qu'elle peut être attribuée à un insecte, comme tendent à le prouver les idées de Fournier et de Maret, notre propre expérience et le passage que nous avons extrait du *Journal des Débats;* mais c'est au temps à prononcer définitivement sur ce point.

L'irritation intestinale qui accompagnait cette maladie mérite d'être étudiée avec soin : est-elle cause ou effet? en reste-t-il des traces après la mort? Des ouvertures de cadavres peuvent seules nous éclairer sur ce point important de l'histoire de la maladie qui nous occupe. Il est fort à regretter que Bayle n'en rapporte aucune dans son ouvrage d'ailleurs si digne d'éloges.

La pustule des Basses-Alpes peut être considérée comme une maladie à part, analogue à la pustule maligne de la Bourgogne, par le gonflement élastique, par les angoisses qu'elle procure; elle en diffère cependant par l'absence de la douleur, du cercle aréolaire, de la fièvre (hors du temps de la suppuration), et par l'escarre plus analogue à celle du charbon bénin, se détachant comme cette dernière en lambeaux blancs recouverts en grande partie par la peau non sphacelée.

Sous le rapport pratique, cette maladie confirme les conclusions que nous prendrons à l'égard du kina, considéré comme secours généralement applicable à toutes les espèces de gangrènes.

CHAPITRE VII.

PRONOSTIC DE LA PUSTULE MALIGNE.

La pustule maligne est, par sa nature, une maladie grave ; mais elle le devient plus ou moins encore selon qu'elle est éloignée ou rapprochée des cavités splanchniques, que sa marche est lente ou rapide, que la personne qui en est atteinte est jeune, fort âgée ou dans l'âge mûr, qu'elle est de l'un ou de l'autre sexe. Sa gravité est encore accrue ou diminuée par le tempérament, le degré plus ou moins parfait de santé antérieure, les complications qui surviennent pendant son cours, ainsi que par la température de l'air et le nombre des tumeurs.

Pour traiter convenablement le sujet qui fait la matière de ce Chapitre, il faudrait en quelque sorte passer en revue toutes les maladies qui peuvent nous affliger ; mais comme on ne trouve rien de positif à cet égard dans les auteurs, et que la pratique d'un seul homme, si étendue, si attentive qu'on puisse la supposer, ne pourrait combler les nombreuses lacunes qui restent à remplir, nous serons réduit à n'exposer que quelques idées générales sur les diverses circonstances que nous venons d'énumérer.

Du Siége de la tumeur.

Toutes choses égales, on peut établir en principe que le danger de la pustule maligne sera d'autant plus grand, qu'elle sera placée à la tête, au cou, à la poitrine ou dans le voisinage de ces régions; il faut excepter cependant celles qui attaquent l'extrémité du nez, les lèvres et le menton, parce qu'elles sont entravées dans leur marche par les fibres musculaires qui se mêlent au tissu cellulaire qui entre dans la composition de ces parties.

La pustule maligne de la tempe cause un gonflement érysipélateux avec douleur tensive qui se prolonge du point primitivement affecté à la peau du crâne et à la face ; celle de la paupière détermine un gonflement énorme de la figure; l'œil participe souvent à l'inflammation ; dans ce cas, la douleur se prolonge dans l'intérieur du crâne, et si la gangrène est fort étendue, elle est suivie d'un éraillement, et quelquefois d'un larmoiement au-dessus des ressources de l'art; enfin, dans celle de la joue, le gonflement gagne le long du cou, pénètre dans la bouche et cause une sorte de strangulation très fatigante.

La pustule maligne du cou est suivie d'un gonflement qui se répand sur la poitrine, resserre l'œsophage, la trachée-artère, et menace le malade de suffocation. Par suite de l'étranglement des vaisseaux du cou, la tête, le visage deviennent énormes ; il se développe une salivation et des hémorrhagies nasales qui affaiblissent sans soulager.

Les pustules malignes du thorax sont aussi très fâcheuses : l'enflure s'insinue entre les muscles pectoraux ; le gonflement pénètre dans la trachée, le poumon, et cause les mêmes accidens que celles qui attaquent le cou.

Pour donner une juste idée de ce qui se passe, nous allons rapporter l'histoire d'une pustule maligne observée sur un berger de Doüe, que nous avons recueillie il y a environ dix-huit à vingt ans. Le malade avait alors une trentaine d'années ; il était petit et maigre ; la tumeur gangréneuse, placée à la joue, était environnée d'un gonflement élastique énorme qui s'étendait de la tête au cou et du cou à la poitrine ; l'angle de la mâchoire, ou plutôt la peau qui le recouvre, était au niveau de l'épaule ; la difficulté de respirer était extrême et sur le point d'étouffer le malade.

M. Berard, officier de santé distingué, avait vainement scarifié et cautérisé l'escarre ; il nous fit demander, pressé par le danger, et, en nous attendant, il fit placer à la partie antérieure du cou quinze sangsues. L'écoulement du sang fut très abondant ; la déglutition et la respiration redevinrent tout à coup faciles, et, à notre arrivée, qui eut lieu deux heures après, le berger n'inspirait

6

plus d'inquiétude; l'escarre, d'une médiocre étendue, se détacha facilement, et la guérison de la plaie ne se fit pas attendre.

Nous n'avons jamais vu la pustule maligne sur les membres abdominaux; mais nous l'avons fréquemment observée sur les thoraciques. Quoiqu'il soit bien constant que là elle est moins fâcheuse, l'expérience n'en démontre pas moins les funestes suites. Placée sur le dos de la main, partie recouverte d'un tissu cellulaire lâche, elle cause une enflure qui peut s'étendre jusqu'à l'aisselle et à la poitrine.

Une observation que nous allons rapporter démontrera que la même tumeur placée à la partie interne du bras, sur le trajet des gros cordons nerveux, est plus fâcheuse que quand elle occupe la partie externe de ce membre.

Un marchand de bestiaux, âgé de trente-six à trente-huit ans, court, fort et robuste, adonné aux liqueurs spiritueuses, est attaqué, pendant les grandes chaleurs du mois d'août, d'une pustule maligne à la partie inférieure et interne du bras droit. Le gonflement élastique s'étendait jusqu'à l'aisselle; la peau qui environnait l'aréole était rouge et érysipélateuse. L'officier de santé chargé de soigner le malade fit des scarifications sur l'escarre ainsi que sur la portion de peau enflammée dont elle était environnée; chaque incision devint le centre de points gangréneux qui se réunirent entre eux et avec celui propre à la maladie; il en résulta une escarre très étendue dont la chute mit à découvert les troncs nerveux situés à la partie interne de l'humérus. Cependant la suppuration était bien établie, abondante et de bonne nature; le malade pouvait être considéré comme hors de danger, quand il fut saisi par un tétanos affreux qui le fit succomber au bout de trois jours.

De la rapidité de sa marche.

Pour se former une juste idée de la marche d'une maladie, il faut toujours qu'elle soit abandonnée à la nature; en procédant autrement, on ne manquerait pas d'ajouter aux faits qui lui sont propres ceux produits par l'art bien ou mal dirigé. C'est d'après ce point de vue que nous établirons en général que le danger de la pustule maligne est en raison directe de la fougue plus ou moins grande de son accroissement; mais nous allons démontrer que cette règle n'est pas sans exception. Dans le cas que nous venons de supposer, la pustule maligne peut tuer par les désordres locaux, par l'obstacle qu'elle peut mettre à l'exercice de telle ou telle fonction, et par le trouble qu'elle peut apporter dans la circulation et la sensibilité.

Il peut arriver que les premiers momens de la maladie soient lents et incertains; le médecin ne doit pas se fier à ce calme souvent trompeur et fréquemment suivi d'accidens formidables qui peuvent provoquer les mêmes désordres que ceux qui résultent d'un accroissement plus rapide, avec cette différence cependant que la gangrène s'étendra davantage et offrira plus de difficulté à se borner, par les raisons qui seront données dans un moment.

De l'Age.

On conçoit que l'âge doit modifier la pustule maligne comme toutes les autres maladies.

Nous ne l'avons jamais observée dans les deux extrémités de la vie : le plus âgé de nos malades avait cinquante ans ; le plus jeune, qui était le fils d'un tanneur, n'en avait que deux. Cet enfant jouissait d'une santé parfaite et possédait l'embonpoint propre à son âge. La tumeur, située à la joue, était parvenue au deuxième degré, lors de notre première visite ; elle fut cautérisée avec de l'acide sulfurique ; le gonflement médiocre n'augmenta plus, et l'escarre n'avait, au moment de sa chute, que la grandeur d'une pièce de vingt-quatre sous.

Du Sexe.

Hors du temps de la grossesse et peut-être de celui des règles, et malgré la plus grande laxité du tissu cellulaire, nous ne voyons pas, toutes choses égales, que la pustule maligne soit plus funeste aux femmes qu'aux hommes. Nous pouvons même affirmer que sur les huit personnes de ce sexe que nous avons eu occasion de soigner de cette maladie, qui étaient âgées de cinq à cinquante ans, aucune n'a offert d'accidens capables d'inspirer des inquiétudes sérieuses. Avouons cependant que nos observations sur ce point ne sont pas assez nombreuses pour nous permettre d'établir une règle générale. N'ayant pas eu occasion de soigner la pustule maligne sur des femmes grosses, il nous sera impossible de rien ajouter aux remarques faites par Chambon, Thomassin et Chaussier, que nous allons rapporter.

Observation extraite du travail de Chambon (page 204).

Le 12 octobre, à midi, je fis à une femme enceinte l'extirpation d'un charbon au deuxième période, placé entre l'oreille et la pommette; elle fut pansée ensuite avec un digestif irritant.

Le 13, l'escarre avait acquis toute sa consistance, la peau d'alentour était très saine. Sur ces apparences, je dis que les choses iraient bien, et dès ce moment tout alla mal. Il survint à la malade de violentes douleurs qui étaient les signes d'un accouchement prochain; à cette époque, la peau voisine de l'escarre acquit de la dureté, et les phlyctènes s'étendirent jusque sous le menton. La tête, le cou, la poitrine s'enflammèrent prodigieusement, les yeux se fermèrent, la déglutition fut interdite et la respiration difficile, la parole presque éteinte, et il y eut des envies de vomir continuelles. Le 14 au matin, je fis de nouveau l'extirpation de la tumeur, très agrandie; je fis des scarifications à la circonférence; j'arrêtai le sang avec la pierre infernale; je pansai le centre de la plaie avec le digestif composé; j'appliquai par-dessus le digestif simple et des compresses imbibées de liqueurs spritueuses.

Le 15, avec des soins assidus, je vis l'inflammation *accidentelle* diminuer; une douleur qui se faisait sentir le long du trajet de la trachée artère se dissipa, etc.

Je conçus de nouvelles espérances, et fus encore trompé. La nuit du 15 au 16, la malade accoucha, et les accidens reparurent avec une plus grande vigueur.

Nouveaux amas de phlyctènes; nouvel endurcissement; douleur plus étendue, plus vive; déglutition impossible; accablement universel.

Je fis l'extirpation une troisième fois, et j'aperçus avec étonnement que le sang fixé dans les chairs mortes n'avait guère perdu de sa couleur naturelle; je couvris de poudre, d'un côté seulement, les bords qui avaient une pente à l'endurcissement, et j'appliquai par-dessus le digestif et les compresses. Trois heures après, à la levée de l'appareil, je remarquai que l'autre côté avait acquis de l'endurcissement, et les accidens persistaient : j'appliquai sur une partie du mal du précipité pulvérisé, et sur l'autre partie des plumaceaux imbibés d'une dissolution de mercure dans l'esprit de nitre; par-dessus le tout j'ajoutai des plumaceaux chargés de digestif irritant et des compresses trempées dans de l'eau-de-vie camphrée et ammoniacée. Ces remèdes réitérés détruisirent les duretés et décidèrent l'escarre. Ce ne fut que la nuit du 16 au 17 que j'aperçus un commencement de suppuration.

La maladie qui fait le sujet de cette observation, à cela près des accidens de l'accouchement, a beaucoup d'analogie avec la pustule maligne du berger de Doüe. Nous pensons que si elle avait été traitée de la même manière à son début, on eût évité la fausse-couche ainsi que tous les autres accidens formidables; quoi qu'il en soit, nous avons rapporté cette observation dans son entier, parce qu'elle constate bien l'effet de la maladie sur la gestation, et l'influence de l'avortement sur la gangrène, évidemment arrêtée avant la fausse-couche.

Chambon ne dit pas si la malade éprouva une perte utérine, accident admis comme fatal par M. Chaussier, mais ne s'opposant pas cependant toujours à la guérison, comme l'observe Thomassin : « J'ai vu, dit-il, des femmes attaquées du « charbon avoir des pertes de sang de huit jours, « dans le plus fort des accidens, guérir avec la

« même facilité que les personnes qui n'avaient « souffert aucune évacuation. »

Le même auteur observe que souvent ces pertes ne se calment que quand la suppuration est parfaitement établie.

Du Tempérament.

Chez les personnes sanguines, fortes et bien portantes, la pustule maligne parcourt rapidement les trois premiers périodes; mais elle se borne plus facilement au quatrième; l'escarre est plus sèche, plus compacte, rarement large et profonde; l'engorgement du tissu cellulaire est médiocre, ferme sans dureté, souple sans mollesse; l'aréole vésiculaire, qui conserve de la chaleur et un ton de vie, est peu saillante; la suppuration s'établit plus facilement, parce que l'inflammation s'approche davantage de la nature phlegmoneuse; enfin le malade n'a guère à redouter que les accidens primitifs, c'est-à-dire la communication du gonflement aux organes voisins.

Chez les personnes bilieuses, mélancoliques et sèches, les accidens sont rapides, la démangeaison est plus vive, la chaleur plus âcre, et l'engorgement du tissu cellulaire plus compacte; l'escarre est sèche, peu profonde, mais très étendue; l'aréole vésiculaire est large, nuancée de diverses couleurs; enfin l'inflammation qui environne le centre de la tumeur a plus d'analogie avec celle de l'érysipèle.

Ces accidens sont particulièrement propres à l'âge mûr, qui est aussi celui de l'entier développement du tempérament bilieux.

Chez les personnes lymphatiques, les premiers momens de la pustule maligne sont moins rapides: mais la maladie peut devenir fort grave par la suite; l'engorgement du tissu cellulaire s'étend davantage; l'aréole vésiculaire est pâle ou livide, elle pénètre à une plus grande profondeur dans le tissu cellulaire, et en même temps fait saillie au-dessus des tégumens, ce qui fait paraître l'escarre enfoncée; la suppuration, qui est plus séreuse, s'établit avec peine et lenteur. Cette modification de la pustule maligne s'observe fréquemment, selon la remarque de M. Chaussier, chez les femmes, les vieillards ou sur les parties où le tissu cellulaire est très abondant.

Du degré de Santé.

Chez les sujets faibles, scorbutiques, attaqués d'irritation chronique des voies digestives et autres, l'engorgement devient énorme subitement; d'autres fois la tumeur parcourt lentement les deux premiers périodes; mais tout à coup la malignité se développe avec une violence extraordinaire. L'aréole vésiculaire est tantôt d'une couleur livide plombée, semblable à une ecchymose, tantôt d'un rouge vif éclatant, mais toujours disposé à la gangrène. L'escarre, peu compacte, est profonde; si on y fait une incision, le sang coule avec abondance et s'arrête difficilement; les parties circonvoisines, qui semblent encore conserver un reste de vie, sont abreuvées par une sérosité ichoreuse.

C'est dans ce cas qu'on voit quelquefois un véritable charbon ou anthrax survenir à la pustule maligne, se former sur les parties déjà affectées, ou se placer dans leur voisinage; la gangrène s'étend, se multiplie, se renouvelle à chaque pansement, fait rapidement des progrès, s'arrête difficilement, et quand on a pu en fixer les limites, la suppuration est abondante, séreuse, les chairs mollasses, pâles, sanguinolentes, et la cicatrisation en est longue et difficile.

Du Nombre.

Nous n'avons jamais observé qu'une pustule maligne à la fois sur le même sujet; mais il est facile de se figurer que, si elle se multiplie, le danger doit se multiplier avec elle. Pour bien faire apprécier les tristes effets d'un plus grand nombre, nous allons laisser parler Thomassin.

« Dans le mois de janvier 1775, un homme sexa-
« génaire porta sa main dans le fondement d'une
« vache malade, et lui donna tous les soins qu'il
« crut que son mal exigeait : ses soins furent in-

« fructueux, et la vache périt; il était déjà consolé « de cette perte huit jours après, et dans la plus « grande sécurité sur le danger auquel il s'était ex- « posé, lorsqu'il parut tout à coup trois charbons « à la face interne de l'avant-bras, qui occasion- « nèrent une gangrène énorme dans cette partie. « Une dysenterie d'un très mauvais caractère se « déclara lorsque la pustule maligne était dans le « temps de sa plus grande activité, la fièvre fut « continue, et son état me parut des plus dange- « reux. Il s'en tira cependant, grâce aux forces de « la nature, et peut-être un peu aux soins assidus « que je lui donnai. Les tégumens, et presque « toute la première couche des muscles fléchis- « seurs de la main, qui sont couchés le long de « l'avant-bras, furent emportés par la gangrène. »

De la Température de l'air ou de la Saison.

Une température de douze, treize, quatorze degrés est jugée la plus convenable à tous les temps de la maladie; la grande chaleur augmente le malaise, l'agitation, la fièvre, ainsi que la rapidité des divers périodes que doit parcourir la tumeur; elle fait encore affluer un grand nombre de mouches toujours fort incommodes et susceptibles de porter sur d'autres parties ou sur d'autres personnes le virus contagieux qui découle de la partie malade et pénètre les linges servant au pansement.

Si la saison froide ne présente pas les inconvéniens que nous venons de signaler, elle est aussi à redouter chez une personne accablée, défaillante, ainsi que sur une plaie étendue, grisâtre, donnant une suppuration de mauvaise nature, etc.

CHAPITRE VIII.

DES ALTÉRATIONS PATHOLOGIQUES PRODUITES PAR LA PUSTULE MALIGNE.

Tous les auteurs qui ont écrit sur les diverses espèces d'affections charbonneuses que nous venons de passer en revue, se sont exclusivement attachés à nous en indiquer les causes, les symptômes, la marche et les moyens de guérison; ils ont entièrement négligé de tracer l'histoire des désordres arrivés aux organes placés dans le voisinage de la tumeur, ou de ceux plus éloignés, effets de la douleur et du trouble de la circulation; car on peut compter pour rien les quatre autopsies faites par Fournier et M. Vericel.

Le refus qu'on m'a fait d'ouvrir le corps du vitrier mort à la suite de la pustule maligne dite des Basses-Alpes, ainsi que l'inhumation déjà opérée du père et de la fille des Bordes, de Farmoutiers, l'éloignement de celui qui a succombé au tétanos, seuls malades que nous ayons vu succomber, ne nous permettent pas de traiter ce point important; mais, en attendant que les médecins s'occupent de ces recherches, nous ne croyons pas inutile de rapporter les observations faites par Chabert, consignées dans son beau Mémoire sur les affections charbonneuses des animaux.

Mais, pour bien faire juger le mécanisme des altérations pathologiques, nous allons donner une idée succincte des tumeurs qui les provoquent, en observant, toutefois, que le mode de sensibilité propre à l'homme peut modifier les effets qui résultent de la pustule maligne.

Le charbon n'est pas absolument le même dans toutes les espèces d'animaux : chez le cheval, l'âne, le mulet et le chien, l'inflammation est vive, très douloureuse et s'approche davantage de l'état phlegmoneux; chez le bœuf, le mouton, la chèvre et le cochon, l'inflammation est moins vive et moins douloureuse; mais chez tous cependant la tumeur peut se développer lentement ou tout à coup, et, dans ce dernier cas, elle est à son plus haut période dans douze à dix-huit heures au plus tard.

Le charbon est presque toujours unique dans le cheval, l'âne, le mulet et le chien, plus souvent multiple dans les bêtes à cornes; mais alors les tumeurs sont moins volumineuses. Chez les grands animaux, le volume du charbon peut égaler celui de la tête de l'homme. Chez les sujets flasques, il s'étend en largeur entre la peau et les muscles; comprimé, dans ce cas, il fait entendre un bruit semblable à du parchemin pressé entre les doigts. Enfin, l'auteur que nous citons le divise en essentiel et en symptomatique.

Du Charbon essentiel.

Petite tumeur dure, rénitente, du volume d'une fève, très adhérente dans le fond, quelquefois perforée dans son centre, et, dans cette petite ouverture, on remarque un filament ou bourbillon.

La compression de cette tumeur primitive est très douloureuse dans le cheval, l'âne et le mulet; chez les bêtes à cornes, elle ne possède pas une sensibilité aussi vive, mais, dès son origine, le volume est plus considérable.

Les symptômes maladifs ne se déclarent que quand la tumeur a pris le tiers ou la moitié de son volume; quand elle est arrivée à ce point d'accroissement, ils parviennent, dans une heure, au plus haut degré d'intensité : le pouls bat quatre-vingt-dix fois par minute, c'est-à-dire trois à quatre fois plus vite qu'en santé. Avec la gangrène, il tombe tout à coup : de fort, tendu, plein, dur, accompagné de battemens violens du cœur qui se voient et se font entendre au loin, il devient lent, intermittent; chez le chien, cette intermittence, qui lui est déjà naturelle, présente des intervalles de six à douze pulsations.

Ouverture des Cadavres.

Les chairs comprises dans la tumeur sont noires, gangrenées et macérées; les os du voisinage offrent la même couleur dans leur tissu ainsi que dans leurs surfaces externe et interne.

Le sang des grosses artères et quelquefois des veines est de la couleur du charbon.

Si la tumeur a été à la tête, le cerveau est infiltré de sang; si elle a eu son siége dans le voisinage de la poitrine, le poumon est plus ou moins altéré; enfin, si le charbon attaque les membres abdominaux, il marche plus rapidement; le cheval qui en est atteint mord comme s'il était enragé, et on trouve les nerfs sacrés et le prolongement rachidien, à compter des dernières vertèbres dorsales, bleuâtres, noirs et gorgés de sang; les viscères, dans cette position de la tumeur, sont plus enflammés que gangrenés.

La maladie, pour marcher plus lentement chez le bœuf, le mouton et le porc, n'en est pas moins terrible.

Du Charbon symptomatique.

Il ne se montre que six, douze, dix-huit, vingt-quatre heures après une commotion fébrile, précédée par la tristesse, le froid des oreilles, des cornes, des membres, et enfin par la cessation de la rumination, la dureté de la panse, si l'animal vient de manger, la difficulté des déjections et la rareté de l'urine.

L'éruption des tumeurs est suivie d'un soulagement dans tous ces accidens : l'animal est moins affaissé; ses membres sont plus libres; il cherche à manger et surtout à boire; la chaleur devient plus uniforme dans toutes les parties ; mais bientôt les tumeurs se sphacèlent, le pouls s'efface, l'animal s'agite, il gratte le sol, se couche et se lève sans cesse, il hennit, il mugit; la respiration devient laborieuse; les mâchoires se frottent avec bruit; la bouche se remplit de salive, et l'animal succombe plus ou moins rapidement.

Ouverture des Cadavres.

On trouve le médiastin, le cœur, les poumons, le diaphragme, le foie, le pancréas, l'estomac ou les estomacs, les vésicules séminales, la vessie, plus ou moins affectés et contenant des traces de gangrène répandues çà et là.

Chez les animaux qui ont résisté long-temps à la maladie, on rencontre plus particulièrement des tuméfactions noires, gangrenées dans l'épaisseur du mésentère, et des graisses qui enveloppent les reins.

De la Fièvre charbonneuse.

La disposition charbonneuse peut exister sans tumeurs externes quelconques : c'est cet état que l'on désigne sous le nom de *fièvre charbonneuse.* Cette maladie est presque toujours épizootique, et ne peut être reconnue qu'à l'ouverture des cadavres; elle est très aiguë et se déclare tout à coup; elle tue l'animal en une ou deux heures : il s'agite, il est égaré, les yeux lui sortent de la tête, il hennit, chancelle et meurt dans des convulsions plus ou moins violentes. Les jeunes animaux y sont plus exposés que ceux qui ont sept à huit ans.

Ouverture des Cadavres.

Tumeurs noires sanguines placées près le tronc de l'artère mésentérique antérieure et de la cœliaque, et dans l'épaisseur de la rate et du foie.

Réflexions sur le Charbon essentiel.

Le charbon essentiel, comme la pustule maligne, ne fait naître des accidens généraux que quand il est parvenu à un certain degré d'accroissement; nous pensons que, comme elle, il doit être attribué à des causes externes auxquelles les animaux sont très exposés par leur nudité et par la privation de moyens efficaces pour empêcher l'action de ces causes.

On a dû remarquer dans la description du charbon essentiel que le cœur bat avec une telle impétuosité que ses mouvemens et le choc qu'il produit sur les côtes sont vus et entendus de fort loin.

Nous croyons utile d'insister sur ces circonstances, parce qu'elles fournissent le moyen de combattre une explication donnée par un auteur estimable, dont les ouvrages sont généralement répandus, et qui affirme que les inflammations essentiellement gangréneuses doivent cette triste qualité au défaut d'harmonie entre l'état général des forces et l'état particulier de la tumeur. Pour éviter toute fausse interprétation, nous allons rapporter ses propres paroles : « Tandis qu'un charbon affreux détruit avec des douleurs brûlantes « l'organe qu'il affecte, le pouls reste faible, lent, « preuve que l'économie ne participe pas à l'inflammation. »

On nous objectera peut-être que ce qui se passe chez les animaux n'est pas directement applicable à l'homme; mais, pour lever cette objection, nous allons rapporter encore une fois un fait extrait de l'ouvrage de Thomassin.

« Quelques jours après, continue *M. Coillot*, « je fus appelé pendant la nuit par une femme du « même lieu (Besnans), qui avait aussi une pustule maligne à la joue; elle mourut quelques « heures après mon arrivée. Les seuls signes qui « me firent pronostiquer cet événement furent « le froid des extrémités, l'impossibilité de la déglutition et la gêne excessive de la respiration; « car, malgré la gravité des accidens, le pouls était « encore fort, il n'était point précipité, et les pulsations étaient très régulières; la malade avait « d'ailleurs toute sa connaissance. »

Cette femme n'est pas morte de la pustule maligne, mais à son occasion; l'analogie parfaite de sa maladie avec celle du berger de Doüe nous fait penser qu'elle se serait guérie également si elle avait été traitée de la même manière

Réflexions sur le Charbon symptomatique et sur la Fièvre charbonneuse.

Le charbon symptomatique et la fièvre charbonneuse ne sont, à notre avis, qu'une seule et même maladie : l'une et l'autre affection donnent aux humeurs cette acrimonie que nous avons reconnue si dangereuse à l'homme; elles ne diffèrent essentiellement que par la durée de cette dernière, qui est si courte qu'elle ne donne pas le temps à une éruption quelconque de se former.

Les accidens du charbon symptomatique marchent en sens contraire de ceux propres à l'essentiel, c'est-à-dire que dans la première espèce ils procèdent des organes à la peau, et que dans la seconde ils partent du derme pour se rendre aux organes.

Ce simple aperçu doit faire penser que la cure du charbon essentiel est plus certaine, parce que le foyer du mal n'est pas toujours indispensable à la vie, et qu'on peut l'attaquer efficacement en temps utile; tandis que, dans l'autre espèce, les désordres internes sont déjà si grands, quand ils se manifestent, que l'art ne peut les surmonter. En effet, que peut-on attendre des saignées générales qui affaiblissent sans enlever les foyers inflammatoires. D'un autre côté, que peut-on espérer des toniques appliqués sur des organes souffrans et agités par une circulation déjà trop vive, ou débilités, non par une adynamie essentielle, mais par la cessation du jeu des viscères?

Pour bien faire connaître notre pensée sur ce dernier genre d'obstacle, nous allons rapporter l'histoire de M. Barbier, tanneur à Coulommiers. Ce malade, âgé de soixante ans, court, replet, coloré, marchant depuis trente années comme s'il eût été dans une ivresse habituelle; sa figure toujours grimaçante avait fortement sillonné la peau du front, que le malade agitait continuellement comme pour se débarrasser d'une chose incommode, quoiqu'il n'éprouvât aucune douleur dans cette région.

Ce qu'on devait présumer arriva, c'est-à-dire qu'il fut atteint d'une attaque d'apoplexie foudroyante, avec perte de connaissance, respiration stertoreuse, mains glacées, pouls insensible, tête également froide, inondée d'une sueur de même nature; enfin tout annonçait une mort instantanée.

Saignée du bras : la veine amplement ouverte ne laisse échapper d'abord que très peu de sang qui tombe goutte à goutte, puis en nappe; il ne devint jaillissant que quand on en eut extrait la valeur d'une grande assiette à soupe. Enfin, ce ne fut qu'à la cinquième mesure de cette capacité que le malade reprit sa connaissance, et qu'il put remuer avec difficulté le bras gauche qui était paralysé.

Un quart d'heure après ce premier succès, convulsions horribles et alarmantes avec plénitude du pouls; nouvelle émission sanguine copieuse (une assiette comble de sang). Les accidens se calment : parole assez libre, mouvemens du membre paralysé faciles, et, trois jours après, le malade avait repris sa vie ordinaire.

Il a survécu neuf années à cette attaque si vigoureusement combattue, parce qu'il était indifférent qu'il mourût de la pléthore ou d'une perte abondante de sang qui pouvait seule le sauver.

CHAPITRE IX.

TRAITEMENT EXTERNE DE LA PUSTULE MALIGNE.

DANS les Chapitres précédens nous avons prouvé que la pustule maligne est une maladie irritative et inflammatoire, qu'on peut observer dans tous les pays, mais que cependant elle règne plus particulièrement dans de certaines régions.

Nous avons reconnu que sa cause est toujours externe et de nature animale, tout à la fois soluble, volatile et fort adhérente aux matières qui en sont imprégnées.

Nous avons discuté la question de savoir si les accidens généraux qui l'accompagnent sont l'effet de l'absorption du virus; nous avons donné des raisons pour démontrer qu'il faut les attribuer à l'action locale de la tumeur, d'abord sur les parties voisines, par contiguité de tissus, et sur celles plus éloignées par la douleur, le trouble de la circulation et les sympathies.

Pour mettre le plus d'ordre possible dans l'exposition du traitement, qui doit être basé, pour être bon, sur toutes les considérations que nous venons de récapituler, nous la diviserons en trois sections : la première aura pour objet d'indiquer les secours externes employés jusqu'à ce jour; la seconde traitera des moyens généraux ou internes associés aux agens topiques; la troisième enfin renfermera les secours nouveaux que nous proposons, ainsi que les observations faites au lit des malades, qui tendent à en démontrer l'efficacité.

Exposition des divers traitemens externes proposés jusqu'à nous.

La partie vraiment essentielle du traitement de la pustule maligne réside dans l'action locale de certaines opérations, de certains topiques; c'est par ces secours purement chirurgicaux qu'on peut espérer de l'arrêter dans son début, de la modérer dans sa marche et d'éviter les accidens de tous genres qui l'accompagnent ou lui succèdent. Nous allons les passer en revue, faire ressortir l'inutilité des uns, les dangers des autres : la route ainsi balayée, l'exposition des agens avoués par l'art en deviendra plus facile et plus simple.

Nous ne croyons pas inutile, avant de nous livrer à cet examen, de donner une idée des principaux secrets, soi-disant merveilleux, encore usités de nos jours dans les campagnes.

On peut affirmer qu'ils méritent d'être tous proscrits, parce qu'ils sont tous dangereux : les uns le deviennent par leur impuissance même, en ce qu'ils font perdre un temps qu'on pourrait mieux employer; les autres le sont bien davantage par leur activité, qui, ne portant que superficiellement sur des parties encore vivantes, sans détruire le reste de sensibilité de la partie gangrenée, que nous avons reconnu être la cause des progrès futurs de la maladie, ne font qu'augmenter la douleur, la fluxion, et ajouter aux dangers propres à la pustule maligne. En effet, que peut-on attendre d'une ligne circulaire tracée autour de la tumeur avec une pièce d'or, ou avec une pierre décorée d'un beau nom? Que peut-on espérer de la ligature pratiquée du temps de Montfils, au-dessus de la tumeur, si ce n'est une augmentation de douleur et de gonflement, etc.? Quel bien réel peuvent produire des embrocations composées de crême, de savon, ainsi que l'application de feuilles de chou enduites du même mélange? Quelle confiance peuvent inspirer la combinaison du jaune d'œuf et du sel de cuisine, indiquée par Théodoric, ainsi que la bile de porc desséchée au four et appliquée sur la partie centrale de la tumeur? Ces topiques étaient déjà regardés comme chimériques par Gui de Chauliac. Avant de quitter le champ stérile dans lequel nous venons de pénétrer, jetons le même regard de dédain sur le secret acheté, en 1764, par les États de Provence, et qui est un composé de jaune d'œuf et de vitriol, dont l'espèce n'est pas indiquée, mais qui devait être du sulfate de cuivre, ainsi que sur les compresses imbibées de fort vinaigre, posées toutes les heures sur la pustule maligne, et remplacées, le second jour, par l'esprit de vin camphré et ammoniacé. Il faut encore ranger parmi les remèdes dangereux les cataplasmes de berle, d'hellébore, de renoncules, de moutarde, de cresson, d'ail, toutes substances irritantes, agissant à la manière des vésicatoires.

Toutes les opérations proposées jusqu'à ce jour pour combattre la pustule maligne sont de trois espèces : la première consiste à enlever, par une incision circulaire, pénétrant jusqu'au vif, toute la partie malade ; la seconde à l'attaquer par le fer rouge ; la troisième, par le moyen de caustiques liquides ou solides, dont on favorise l'action par des incisions qui ne doivent pas pénétrer au-delà de la portion gangrenée.

De l'Extirpation.

Pour bien juger les mauvais effets qui peuvent résulter de cette méthode, il ne faut que se souvenir des deux observations extraites de Thomassin et rapportées aux pages 23 et 24.

Ici, comme dans toutes les autres espèces de gangrène, il faut se conformer entièrement à la règle tracée par *Lamotte* et autres auteurs qui ont écrit d'après l'expérience, c'est-à-dire qu'il ne faut pas toucher aux parties vives.

La plupart des observations rapportées par Chambon offrent un caractère de gravité qu'il est difficile de ne pas attribuer à l'extirpation qui était son procédé familier. Pour ne pas laisser de doute à ce sujet, nous allons citer l'histoire d'un fermier traité par lui, qui probablement se serait mal terminée s'il avait persévéré dans son premier mode de traitement.

« Un fermier eut un charbon érysipélateux sur « la pommette; j'en fis l'extirpation au deuxième « période, je le pansai avec le digestif irritant. « L'escarre ne se formait pas, et les accidens s'ag- « gravaient; je fis une seconde fois l'extirpation « d'une superficie mince, et je vis couler le sang « en abondance. Je savais que cet homme suppor- « terait aisément l'action des remèdes, et j'étais « dans la résolution d'appliquer le fer rouge pour « faire cesser l'écoulement du sang et former l'es- « carre, lorsque, par forme d'essai, je me servis « de la pierre infernale, qui, avec un peu de pa- « tience, me réussit parfaitement, etc. »

Les scarifications faites sur les bords de la plaie résultant de l'extirpation, ainsi que celles pratiquées sur les parties gonflées et enflammées, nous paraissent très dangereuses et très propres à augmenter les accidens : on peut en juger par la fin funeste du marchand de bestiaux mort du tétanos.

Dans une matière aussi grave, il ne suffit pas de dire en général que telle ou telle méthode est défectueuse, et de le prouver par des faits; il est utile encore d'en donner les raisons Voici celles qui nous paraissent les plus probables : 1°. la douleur de l'incision ajoutée à celle propre à la maladie ; 2°. la distension de la partie, qui semble favoriser la gangrène dans les plaies, comme on l'observe fréquemment aux scarifications faites sur des parties œdématiées; 3°. la division des parties qui ont besoin de rester unies pour résister à la cause qui est sur le point de les priver de la vie; 4°. enfin la nécessité d'employer des caustiques et une compression douloureuse pour s'opposer à une hémorrhagie abondante, dangereuse et difficile à étancher.

Du Cautère actuel.

L'application du fer rouge sur la partie gangrenée des tumeurs charbonneuses est très ancienne; elle a été fort employée par quelques praticiens dans la pustule maligne proprement dite. On ne peut expliquer l'oubli de ce moyen prompt et salutaire que par la frayeur qu'il inspire. Nous ne l'avons appliqué que dans le premier degré de la maladie sur ces petites tumeurs dont la nature incertaine inspire de l'inquiétude, et le succès a toujours répondu à notre attente. Pour bien constater ses effets et indiquer la manière de l'employer, nous allons laisser parler M. Chaussier et rapporter ensuite une observation de M. Reydellet, auteur de l'article *Pustule maligne* du grand Dictionnaire des Sciences médicales.

« Feu M. Carré, praticien sage de cette ville
« (Dijon) et instruit par une longue expérience,
« n'employait d'autre traitement pour la pustule
« maligne que l'application du fer rougi, et très ra-
« rement les malades éprouvaient quelque acci-
« dent. Ce procédé mérite beaucoup de confiance,
« et on ne peut se dissimuler qu'un cautère actuel
« ne remplisse fort bien toutes les indications
« qu'on se propose dans cette maladie; en effet,
« tandis qu'il forme une escarre dure, compacte,
« il réveille l'irritabilité, la vie dans les chairs voi-
« sines, sans porter dans les liqueurs un principe
« d'acrimonie; il agit promptement, et, dirigé par
« une main habile, il pénètre sûrement dans toute
« l'étendue, dans toute la profondeur de la tumeur
« qu'il faut détruire. Enfin, nous ne craignons pas
« de le dire, il est beaucoup moins douloureux
« qu'on se l'imagine, parce que les chairs vives
« sont garanties de sa première impression par
« l'escarre gangréneuse dont elles sont couvertes;
« mais, pour retirer tous les avantages qu'on doit
« en attendre, il faut s'en servir avec méthode; il
« faut, avant son application, diviser l'escarre avec
« la pointe du bistouri, en ouvrir le centre, en sé-
« parer même la plus grande portion : ainsi, on
« fraie la route au cautère, et son application est
« moins longue. Après cette opération préliminaire,
« qui n'est point douloureuse puisqu'elle doit être
« bornée au centre de la gangrène, on applique

« un cautère un peu moins large que l'escarre et « d'un rouge vif, on en réitère l'application jusqu'à « ce qu'il ait pénétré toute l'épaisseur des chairs « mortes et se fasse sentir dans les chairs saines. « On panse ensuite avec de la charpie et les diges- « tifs, ce qui n'exclut pas l'usage des remèdes in- « ternes quand ils sont indiqués. Avec ces atten- « tions, on peut espérer les plus grands avantages « de l'application du feu, et elle nous paraît sur- « tout convenable dans les cas de complication où « l'escarre est molle, peu compacte, tendant à la « dissolution putride, dans le cas où la gangrène « fait des progrès rapides et se renouvelle faci- « lement. »

Comme il est toujours utile de joindre l'exemple au précepte, nous allons rapporter le fait consigné par M. Reydellet : « Un boucher se présente à « l'Hôtel-Dieu de Lyon, dans le courant du mois « de juillet 1808. Il portait à la joue gauche une « pustule maligne, et la tuméfaction était si grande « qu'il n'était pas possible d'apercevoir le globe de « l'œil de ce côté. On remarquait deux points gan- « gréneux assez près l'un de l'autre. Le cas était « pressant : M. Véricel, alors chirurgien major de « cet hôpital, n'hésita pas à porter deux boutons « de feu sur les points gangréneux. Le malade fut « pansé avec un cataplasme émollient arrosé d'eau « blanche; on donna à l'intérieur les boissons aci- « dules et les toniques : bientôt les forces se rele-

« vèrent, l'escarre se détacha, il ne resta plus qu'un « ulcère simple dont la cicatrisation ne se fit pas « attendre. »

Des Caustiques.

Les caustiques sont les agens les plus usités contre la pustule maligne; on en a proposé un grand nombre, mais ils ne peuvent être employés indistinctement : il faut éviter ceux qui, par leur absorption, peuvent causer des accidens particuliers; de ce nombre sont les préparations arsénicales et mercurielles. Les premières, quand elles sont posées sur une grande surface, peuvent être suivies d'un véritable empoisonnement; les secondes sont très nuisibles aux malades attaqués d'une cachexie scorbutique et peuvent déterminer une salivation nuisible, surtout si la pustule maligne est à la tête. M. Chaussier n'approuve pas les caustiques alkalins, employés cependant avec succès dans l'espèce de pustule maligne décrite par Bayle, parce qu'ils ne provoquent pas cette réaction inflammatoire que la nature semble employer d'elle-même pour borner la gangrène. Mais les bons effets obtenus par les évacuations sanguines locales prouvent que si l'art arrive à son but en produisant une réaction inflammatoire plus franche, il ne suit pas la route la plus certaine, et qu'en procédant de cette manière, c'est terminer une querelle par une rixe toujours moins certaine qu'un accommodement.

Les caustiques le plus généralement employés sont l'acide sulfurique, l'acide muriatique concentré, le nitrate d'argent solide ou liquide, et le beurre d'antimoine; encore ce dernier doit-il être abandonné s'il s'agit de cautériser une grande surface fournissant une abondante sérosité, parce que, dans ce cas particulier, la préparation antimoniale est convertie en une poudre blanche sans activité.

Si le choix des topiques est important, la manière de les appliquer ne l'est pas moins : traçons les règles à suivre à ce sujet, en parcourant successivement les diverses périodes de la pustule maligne.

Première Période.

Démangeaison, rougeur analogue à la piqûre d'un insecte, formation d'une petite vésicule brunâtre de la grosseur d'un grain de millet à son centre.

On est rarement consulté dans les premiers momens de la pustule maligne, le malade ne pouvant encore se douter qu'il porte les premières atteintes d'une maladie sérieuse.

Dans les cas douteux, il faut se comporter comme si la nature du mal était bien constatée : cet avis, qui est dicté par les erreurs que nous avons vu commettre, et qui ne peut avoir aucun inconvénient sérieux, peut éviter bien des dangers au malade et bien des regrets au médecin.

Avant de poser le caustique dont on aura fait choix, il faut enlever la petite vésicule ainsi que la sérosité qui en découle, poser ensuite sur le lieu qu'elle occupait une petite boulette de charpie imbibée de la matière corrosive, la couvrir de charpie sèche et d'un emplâtre adhésif, ou d'un bandage convenable. Cinq à six heures après, suivant la force connue du caustique, on lève l'appareil, qui ne doit pas comprimer douloureusement la partie malade, et qui doit exiger le moins de mouvement possible pour son application : on panse avec un digestif animé. Si, le lendemain, l'escarre est sèche, dure, de la grandeur d'un denier; si elle attaque toute l'épaisseur de la peau; si l'on ne trouve pas de dureté, d'aréole vésiculaire; si la douleur est légère, sans chaleur, sans tiraillemens, on a la certitude que le caustique a détruit l'étendue du mal. S'il en était autrement, il faudrait se comporter comme il sera prescrit pour le second période; mais, dans la supposition du succès, le digestif sera continué jusqu'à la chute de l'escarre, arrivant ordinairement du cinquième au huitième jour. On pansera ensuite avec de la charpie sèche, en se conformant à ce que l'art prescrit dans les plaies ordinaires.

Telle est la conduite à tenir : elle est sage, dictée par l'expérience et confirmée par elle.

Mais, comme on peut être consulté à l'improviste, à une grande distance de chez soi, et que cependant il est utile de ne pas perdre de temps, le médecin pourra remplacer les caustiques liquides par la pierre infernale dont il est ordinairement muni, ou par un stylet rougi au feu. Si la pierre infernale était trop grosse, on la rendrait aigüe en la roulant dans un linge mouillé placé entre les doigts.

L'impossibilité de se procurer le digestif animé ne doit inspirer aucune inquiétude : dans ce cas, nous avons employé indistinctement, et avec un égal succès, la thériaque, la crême fraîche, le beurre, ou tout autre médicament, parce que la partie essentielle du traitement réside dans la cautérisation. En effet, que peut-on attendre de topiques posés sur des parties saines ou sur une escarre qui les sépare des vivantes.

Deuxième Période.

Petit tubercule dur, lenticulaire, d'une couleur livide, citronnée, situé sous la vésicule première environnée d'une aréole de couleur variable, aréole qui est parsemée quelquefois de phlyctènes, et entourée d'un gonflement élastique, non crépitant, luisant, avec peu ou point de changement de couleur dans la peau qui le recouvre.

Quand la maladie est arrivée à ce point, il faut scarifier l'escarre, pénétrer dans toute sa profondeur, sans toucher aux chairs vives, sans provoquer d'effusion de sang, enlever les sérosités qui coulent de la surface malade et la toucher ensuite avec un pinceau chargé du caustique que l'on préfère ou que l'on possède, puis la recouvrir de quelques bourdonnets imbibés du même liquide, poser ensuite par-dessus de la charpie sèche et la maintenir avec un bandage approprié à la partie. Après quelques heures on lève l'appareil, on panse avec un plumasseau chargé de digestif ou de styrax; à chaque pansement, on déterge avec le collyre de Lanfranc ou avec une légère solution de sel marin, animée d'un peu d'eau-de-vie; on peut encore tremper les compresses dans cette eau résolutive.

Les pansemens doivent être renouvelés toutes les douze heures, jusqu'à ce qu'on aperçoive une ligne de démarcation entre le mort et le vif.

Troisième Période.

Accroissement rapide de tous les accidens : la gangrène s'étend en largeur et pénètre dans le tissu cellulaire sous-cutané; le gonflement élastique se propage au loin, et un sentiment de pesanteur et d'étranglement remplace les douleurs âcres et vives du deuxième degré; la maladie exerce une influence sur les organes voisins, avec trouble plus ou moins marqué de la circulation.

Les indications curatives restent les mêmes que dans le second degré : c'est toujours la tumeur principale qu'il faut attaquer en se conformant entièrement à ce qui a été dit. L'enflure élastique mérite cependant une grande attention : pour elle, les auteurs redoutent les émolliens ; ils préfèrent les infusions aromatiques animées avec des substances salines et spiritueuses, secours bien faibles contre un accident bien grave, quoique symptomatique, et tuant les malades plus souvent que la gangrène même. Mais nous reviendrons sur ce sujet à l'article du traitement antiphlogistique.

Quatrième Période.

Cette époque commence, quand la maladie doit se terminer heureusement, à l'instant de la diminution du gonflement élastique, au moment où la nature commence à vouloir détacher l'escarre des parties vivantes, et se termine à la chute complète de celle-ci.

On voit que la durée du quatrième période ne peut être fixée avec précision ; qu'elle doit varier selon l'étendue, la profondeur de l'escarre, et le degré d'engorgement et de vie des chairs tuméfiées. Cependant la nature abandonnée à elle-même en détermine la chute dans cinq, dix, vingt et trente jours ; mais l'art peut en abréger la durée.

Quand l'escarre est petite, sèche, environnée d'une inflammation franche, il n'y a rien à faire que d'attendre sa chute, qui ne peut tarder ; tous les secours doivent se borner à des soins de propreté.

Si elle est étendue et soulevée dans son centre par une collection purulente, en offrant toujours les mêmes caractères, il faut l'inciser pour donner issue à la matière; il faut encore, comme dans les autres temps de la maladie, ne pas intéresser les parties saines. Les portions déjà détachées seront enlevées avec des ciseaux sans déterminer de tiraillemens douloureux.

Si le quatrième degré n'arrive pas, si le gonflement continue à s'étendre ainsi que la gangrène, la maladie doit inspirer les plus vives inquiétudes, attendu que toute l'économie étant dans la souffrance, la maladie ne peut plus être considérée comme une affection locale. Le traitement interne, jusqu'ici peu important, devient indispensable, et doit être associé aux secours locaux. N'ayant jamais observé la maladie à ce degré d'intensité, nous allons laisser parler M. Chaussier.

« Dans les sujets cacochymes, scorbutiques, la « gangrène fait rapidement des progrès, se renou« velle souvent, s'arrête avec peine; quelquefois « même, dans les progrès du mal, la mortification « change de caractère : la tumeur essentielle qui « forme la pustule maligne est une escarre sèche « et compacte; mais les environs tombent dans une « gangrène humide, et tendent à une dissolution « putride. Dans tous ces cas, le traitement local « serait insuffisant; les forces sont opprimées, il « faut les relever, il faut prévenir l'infection gan-

« gréneuse et arrêter ses progrès : les antiseptiques, « employés tant à l'intérieur qu'à l'extérieur, sont « alors très efficaces ; quelquefois ils ont suffi seuls ; « on ne doit pas cependant se borner entièrement « à leur usage. Ici, comme dans tous les cas de « pustule maligne, les scarifications seront néces- « saires ; mais elles doivent être faites avec beau- « coup de ménagement, car, si elles étaient pro- « fondes, on aurait une hémorrhagie abondante « ou un suintement sanguinolent qui épuiserait « peu à peu le malade et empêcherait l'action des « remèdes topiques.

« Dans ce quatrième période, les escarotiques « sont bien moins efficaces que dans les périodes « précédens.

« L'application du beurre d'antimoine est sur- « tout peu convenable ; les sucs ichoreux qui suin- « tent continuellement le décomposent. Pour éviter « cet inconvénient, il vaut mieux se servir de quel- « que autre caustique simple qui perde difficile- « ment sa propriété.

« La pierre infernale, dont l'usage est si fréquent « pour les pansemens des ulcères, peut être em- « ployée avec succès dans ce cas. Après les scari- « fications préliminaires, on porte le caustique « solide sur tous les points de la surface, on l'appuie « principalement dans les endroits les plus pro- « fondément affectés. L'esprit de sel que l'on em- « ploie si utilement dans les affections gangré-

« neuses de la bouche est aussi fort convenable; « concentré, il agit plus promptement que la « pierre infernale, il est plus énergique et paraît « plus efficace : on en touche avec un pinceau « toute la surface de l'escarre; on applique ensuite « sur la partie une espèce de cataplasme fait avec « la poudre de kina et un peu d'eau-de-vie cam- « phrée, on la recouvre de compresses de linge « fin enduit du liniment camphré, et de com- « presses trempées dans la décoction antiseptique « spiritueuse.

« Toutes les six heures on renouvelle le petit « cataplasme de quinquina, et l'on continue jus- « qu'à ce que l'on voie les chairs s'animer et an- « noncer la suppuration : alors on pansera avec un « plumasseau chargé du digestif animé ou trempé « dans le collyre de Lenfranc.

« Cependant, si l'escarre est molle et putride, « il vaut mieux continuer l'application du kina, « mais supprimer l'eau-de-vie camphrée, et se bor- « ner à des lotions faites avec la décoction antisep- « tique. Pendant ce temps, on doit soutenir, favo- « riser l'effet du traitement local par l'usage des « remèdes internes et d'un régime approprié. Mais, « si malgré ces soins la gangrène fait de nouveaux « progrès, ou si, après quelque temps, elle se « renouvelait, il faudrait nécessairement revenir « aux scarifications, toucher encore les chairs « mourantes avec l'esprit de sel et insister sur

« l'usage interne des antiseptiques. Enfin, on con-
« tinue ces différens moyens jusqu'à ce que le
« gonflement soit passé et l'escarre détachée : alors
« on se borne à des pansemens simples comme
« dans les cas précédens. »

Traitement de la plaie produite par la chute de l'escarre.

Pour éviter autant que possible le contact de l'air, toujours nuisible aux plaies, surtout quand il est froid, ainsi que les douleurs qui ne peuvent qu'augmenter l'irritation déjà existante, les pansemens seront faits rapidement et avec légèreté; les linges et la charpie seront fins, doux et chauffés en hiver, et toujours d'une très grande propreté; ils seront maintenus par un bandage peu serré, facile à renouveler sans remuer la partie, tels que la fronde pour la tête et le bandage à plusieurs chefs pour les membres.

Tous les objets qui auront servi aux pansemens, qui doivent être fréquens quand la suppuration est abondante et séreuse, plus rares à mesure que cette suppuration diminue, seront retirés de suite de la chambre du malade, brûlés, enfouis ou lessivés, pour que les insectes et autres animaux ne puissent y toucher et communiquer la maladie : cette attention sera d'autant plus indispensable qu'on sera peu éloigné des premiers momens de la pustule maligne, et qu'on se trouvera encore dans une saison chaude

Les plaies petites ou d'une dimension moyenne, accompagnées d'un gonflement médiocre, situées sur un sujet sain, se guérissent facilement, quels que soient les divers topiques dont on les recouvre.

Nous avons employé avec un égal succès le digestif simple, la charpie sèche ou enduite de cérat, qui empêche, comme les autres topiques, la charpie d'adhérer aux bords de la plaie.

Si le malade est faible, atteint d'une maladie quelconque, antérieure ou consécutive à la pustule maligne, le moyen le plus sûr pour faire cesser l'abondance de la suppuration, le mauvais aspect de la plaie, effets de cet état, est de les combattre par les moyens thérapeutiques ordinaires.

Le plus souvent l'aspect grisâtre de la plaie, la suppuration sanieuse qui en découle, sont l'effet de l'empâtement du tissu cellulaire ou de quelques fongosités. Ce dernier accident sera détruit par l'application de la pierre infernale; le premier se dissipera avec le temps ou au moyen de lotions aromatiques animées de quelques gouttes d'eau-de-vie camphrée. Maître Jean employait encore à cet effet un mélange de jaunes d'œufs, de miel, de safran et de poudre de myrrhe. Thomassin se servait, dans le même but, d'une combinaison de deux gros de baume astringent et de deux onces de miel.

M. Chaussier rejette avec raison tous les topiques stimulans, et particulièrement ceux contenant des substances purgatives comme l'aloès, qui peuvent causer, étant absorbés par la surface de la plaie, une diarrhée fatigante, susceptible d'épuiser le malade. Cet auteur préfère la charpie sèche et les lotions vulnéraires.

Quand la suppuration abondante, dit encore Thomassin, persiste long-temps, malgré le bon état apparent de la plaie, je mets en usage la chaleur *actuelle*, de la manière indiquée par *Faure*, dans le Ve volume des *Mémoires de l'Académie de Chirurgie:* c'est un des cas où j'ai vu ce moyen le mieux réussir.

Après la guérison de la plaie, des cicatrices plus ou moins difformes gênent les mouvemens de certaines parties; elles sont d'autant plus inévitables et à craindre que la perte de substance aura été plus profonde et plus étendue. Nous terminerons ce chapitre par ses propres réflexions.

« J'ai traité, dans le mois de mars 1779, une « jeune fille d'une pustule maligne à la paupière « supérieure; j'ai pris la plus grande précaution « pour éviter le renversement, en maintenant, au- « tant que possible, la paupière abaissée et tendue « sur le globe de l'œil, et je n'ai pas réussi. De très « grands praticiens avouent n'avoir pas été plus « heureux: le célèbre Antoine Maître Jean convient

« qu'il est très difficile d'empêcher le renversement, « que même cela est impossible quand l'escarre a « été grande et qu'elle s'est détachée près du bord « de la paupière.

« Louis n'a pas mieux réussi au sujet d'un homme « qu'il a traité d'un phlegmon gangréneux à la pau- « pière supérieure ; malgré toutes les précautions « possibles, le malade ne guérit qu'avec une la- « gophthalmie. Louis relève, à cette occasion, le « reproche injuste qu'on fait à un chirurgien de la « ville d'*Altorf*, dans le *Lexicon Castelli*, au mot « *Lagophthalmos*, de ce que, par sa prétendue « négligence, une femme qui avait une escarre « gangréneuse à la paupière supérieure, après sa « guérison, ne put couvrir l'œil en dormant, à « cause du raccourcissement de cette paupière. On « peut en dire autant du reproche d'ignorance que « fait Fabrice de Hilden, à ceux qui traitèrent le « jeune homme dont il est fait mention dans la « note (*m*) sous le N° XX.

« Les précautions indiquées par les auteurs ne « sont cependant pas à négliger : si elles sont in- « fructueuses, on n'a de véritables ressources que « dans l'opération indiquée par *Bordenave*, dans « un Mémoire sur un nouveau procédé pour traiter « le renversement des paupières, inséré dans le « V^e volume des *Mémoires de l'Académie de Chi- « rurgie*, page 97, auquel je renvoie.

CHAPITRE X.

DU TRAITEMENT INTERNE DE LA PUSTULE MALIGNE.

Le traitement interne ou plutôt général de la pustule maligne ne doit pas être le même dans tous ses périodes; il doit encore varier selon que sa marche est lente, régulière ou fougueuse, qu'elle compromet, par son voisinage, un ou plusieurs organes essentiels à la vie, qu'elle agite toute l'économie ou qu'elle la laisse en repos, qu'elle est ou non accompagnée de complications sérieuses.

L'exposition des règles à suivre dans tous ces cas est fort difficile à tracer, attendu qu'on ne retrouve pas dans les auteurs la même unité de vue qui les a dirigés dans le traitement local, et qu'ils n'ont pas suffisamment étudié les nombreuses altérations souffertes par les organes, l'influence que chacune d'elles, prises isolément ou réunies, exercent sur la marche de la tumeur, et qu'ils se sont trop attachés à combattre une adynamie et une ataxie qu'ils ont toujours crues radicales et essentielles.

De nombreuses ouvertures de cadavres, faites avec soin, des investigations dirigées scrupuleusement sur toutes les parties, auraient fait éviter bien des erreurs et fourni au traitement une base plus conforme aux lois physiologiques. Privé de ce secours, nous avons été contraint de rapporter les recherches de Chabert sur les animaux morts du charbon : on a vu qu'ils succombent tous à des phlegmasies profondes, étendues à la grande majorité des viscères; quelques faits, et l'analogie, démontrent qu'il doit en être de même chez l'homme, et que ce sont elles qu'il faut prévenir et combattre plutôt que l'adynamie, qui n'en est que l'effet. Cependant, au milieu des oppositions de vues et de préceptes des auteurs, il est des points sur lesquels ils sont généralement d'accord : c'est par eux que nous allons commencer l'exposition du traitement. Nous examinerons ensuite un à un ceux en litige, et nous tâcherons qu'il résulte de cet examen des règles curatives plus positives et moins vacillantes.

De la chambre et du lit du malade.

Toute personne atteinte de la pustule maligne pendant les grandes chaleurs sera couchée, autant que possible, dans une chambre vaste, tenue très proprement, dont l'air sera souvent renouvelé et entretenu frais par des arrosages d'eau légèrement vinaigrée; on en écartera avec soin les mouches, qui unissent à leur extrême incommodité la funeste propriété de porter sur d'autres parties ou sur d'autres personnes le virus charbonneux. Le lit ne sera pas enfoncé dans une alcôve étroite et basse, où l'air ne peut circuler; on retirera, de dessus, les vêtemens sales et nombreux dont ils sont ordinairement surchargés dans les campagnes; on ne laissera que des couvertures légères et propres. Si le coucher, ce qui est fort rare, se compose d'un lit de plumes et de matelas, ces derniers seront placés immédiatement sous le malade.

Les mêmes soins de propreté seront maintenus pendant l'hiver : il est presque inutile d'ajouter que les couvertures seront plus nombreuses, que la chambre du malade sera entretenue à une température de 12 à 14 degrés Réaumur. La négligence et la pauvreté s'opposeront souvent à l'exécution de ces règles de salubrité; cependant le médecin devra faire tous ses efforts pour qu'on s'en écarte le moins possible ; ce n'est que par elles seulement qu'il parviendra à calmer la chaleur qui tourmente, agite, détruit le repos du malade, et le dispose à la défaillance, et qu'il évitera l'action non moins fâcheuse du froid sur toute sa personne et sur sa plaie en particulier.

Des secours à donner pendant la durée de l'irritation et les progrès du gonflement.

Ce période, dans la pustule maligne régulière, commence avec les premiers momens de l'action du virus, et se termine au quatrième degré.

Quand les accidens sont modérés, que la gangrène s'est arrêtée spontanément ou par l'effet de l'art, de simples breuvages délayans et un régime léger suffisent pour assurer la guérison.

Selon le goût et les moyens du malade, on lui prescrira une légère limonade bue froide en été, chaude en hiver, ou de l'eau de groseille, de chiendent, ou toute autre boisson analogue. Si le gonflement est étendu, douloureux, accompagné de fièvre, il faudra supprimer les alimens; mais, dans tous les cas, le bouillon gras, la viande, les œufs, le vin et toutes autres liqueurs stimulantes, seront proscrits. Que le médecin se tienne bien sur ses gardes, parce qu'il est placé entre une maladie trompeuse et un malade convaincu qu'il trouvera dans le vin et les alimens un remède assuré contre l'accablement et les dispositions aux défaillances qui le fatiguent et l'inquiètent.

Les auteurs qui ont écrit sur la pustule maligne ont reconnu que les remèdes généraux que nous venons d'indiquer ne suffisent pas toujours pour l'arrêter, et qu'il est nécessaire de leur en associer de plus actifs. Au lieu de ces avis positifs dont nous avons besoin, nous ne rencontrerons qu'une polémique entre Chambon et Thomassin, que nous tâcherons de ne pas laisser stérile. Pour marcher d'un pas plus ferme dans ce labyrinthe, nous userons des vues lumineuses répandues dans l'ouvrage de M. Chaussier.

De la Saignée.

Chambon ne trouve pas la saignée applicable à la pustule maligne, d'abord parce qu'elle ne dérobe pas la cause matérielle de la maladie, ce qui est vrai; mais elle n'en calme pas moins les effets si on la pratique en temps utile; ensuite parce qu'elle ne peut déterminer la résolution, ce qui est également incontestable sous ce rapport, qu'elle ne peut ramener à la vie la portion gangrenée; mais d'un autre côté, cela est absolument faux, parce qu'elle peut fort bien diminuer la fluxion et le gonflement, comme le prouvera l'observation du jeune Gosme. Enfin il la proscrit encore, parce qu'elle ne calme pas la fièvre qui, selon lui, s'annonce toujours par la fréquence, le tremblement et les convulsions du pouls. L'observation du jeune malade qui vient d'être nommé prouvera encore que la fièvre peut être calmée par la phlébotomie, et que la petitesse du pouls, ainsi que son tremblement, sont plutôt l'effet de la douleur que de la débilité. Fournier, comme on doit s'en souvenir, fait à ce sujet une remarque importante en parlant de l'anthrax. « ..... Mais je pense, dit-il, « que ces accidens doivent être particulièrement « attribués à l'irritation du système nerveux, puis-« que, dans les temps de rémission de la douleur, « le cœur, les artères reprennent leurs battemens

« ordinaires, quoique le pouls reste toujours serré « et petit. »

Ce passage, que nous croyons l'expression de la vérité, est confirmé par la pustule maligne des Basses-Alpes, maladie non moins grave que celle de Bourgogne, où le pouls reste calme, parce qu'elle est sans douleur.

Selon Thomassin, la crainte que la saignée n'augmente la faiblesse et ne facilite l'accroissement de l'escarre est un préjugé nuisible : ne sait-on pas, dit-il, que celle-ci marche avec d'autant plus de rapidité que le gonflement qui la précède est plus considérable. J'ai saigné, dit-il encore, la moitié de mes malades, *et j'ai toujours réussi.*

M. Chaussier reconnaît l'efficacité de la saignée, tout en s'élevant contre les abus qu'on en faisait de son temps.

Notre avis particulier est que cette opération peut être inutile, indispensable ou nuisible, selon les circonstances que nous allons énumérer; mais, avant d'entrer dans de plus grands détails, reconnaissons qu'elle ne doit jamais être pratiquée avant d'avoir attaqué localement la tumeur. Il nous serait très facile d'appuyer ce principe sur des faits qui se sont passés sous nos yeux; mais nous préférons nous servir de l'autorité de M. Boyer.

« En 1791, quatre personnes, dont trois bou-« chers et la femme de l'un d'eux, achetèrent à

« *Mont-Rouge*, près Paris, un bœuf mort du char-
« bon, l'habillèrent et le divisèrent par morceaux
« qu'ils introduisirent furtivement dans la capi-
« tale. Cette viande fut vendue à l'Apport-Paris,
« et les personnes qui en mangèrent ne furent
« pas incommodées ; mais, au bout de deux ou
« trois jours, deux des trois bouchers furent at-
« taqués de la pustule maligne. Cette maladie se
« manifesta entre le menton et l'angle de la mâ-
« choire par un petit bouton surmonté d'une
« phlyctène. Un médecin et un chirurgien qui
« furent appelés prirent la maladie pour un éry-
« sipèle et saignèrent du bras et du pied les deux
« malades, qui périrent en trois jours.

« La femme fut attaquée presque en même temps
« de la même maladie. Chez elle, la pustule se ma-
« nifesta à la partie antérieure et supérieure du
« cou, sous la base de la mâchoire inférieure ; il
« survint un gonflement considérable, qui parvint
« bientôt au point de rendre la respiration et la
« déglutition très difficiles. M. Larrey ayant été
« appelé reconnut de suite la nature de la maladie ;
« mais le cas lui ayant paru très grave, il désira
« avoir un consultant et me fit demander. La ma-
« lade respirait à peine, le pouls était très faible et
« la prostration extrême ; une escarre, d'une éten-
« due considérable, avait remplacé la vésicule. Nous
« fûmes d'avis de scarifier la partie gangrenée, de
« toucher le fond des scarifications avec le muriate

« d'antimoine liquide, et d'administrer à l'intérieur « des cordiaux et des fortifians. Ce conseil ayant « été suivi, dès le lendemain la malade éprouva « du soulagement : la respiration devint plus fa- « cile; l'usage du quinquina à forte dose releva le « pouls; la mortification, qui était étendue à toute « la partie antérieure du cou, se borna; les escarres « se détachèrent, et la guérison ne tarda pas à être « complète. Mais, comme la perte de substance « avait été fort étendue, la cicatrice forma une « bride qui s'étendait depuis la mâchoire jusqu'à « la clavicule, et qui tenait la tête inclinée en avant « et de côté, etc. »

Pour ne pas donner une fausse interprétation aux faits rapportés par M. le professeur Boyer, nous croyons devoir affirmer que les deux bouchers ne sont pas morts par suite des saignées qui leur ont été faites, mais parce qu'on n'avait pas cautérisé les tumeurs; que si ce soin eût été pris dans le début, les saignées faites dans le moment de la plus forte irritation auraient pu être fort utiles; que la femme ne s'est rétablie que par les agens topiques, sans lesquels les autres ont peu d'effet; que le kina et autres toniques n'auraient pas eu plus de succès que les saignées, si la pustule maligne n'avait été préalablement attaquée par les caustiques.

La saignée est inutile dans les premiers momens de la maladie, n'y ayant pas encore de douleur, de gonflement et de fièvre à combattre. Elle peut être fort utile et même indispensable chez des sujets jeunes, forts, doués d'une bonne santé habituelle, chez lesquels les accidens du second et du troisième degré résistent aux topiques et marchent avec une grande rapidité ; bien entendu qu'on la proportionnera à l'âge, au tempérament et aux autres circonstances qui peuvent se rencontrer.

Elle pourra être très nuisible quand la tumeur n'aura pu franchir le quatrième degré convenablement, c'est-à-dire si le gonflement est énorme, la gangrène fort étendue et humide, si le pouls est petit, mou, si les forces sont très abattues, parce que, dans ce cas, les accidens locaux ne peuvent être enlevés par elle, et qu'elle soustrait à la circulation des gros vaisseaux un sang absolument nécessaire à l'entretien d'une vie sur le point d'échapper.

Des émétiques.

Après la saignée, lorsqu'elle est jugée indispensable, Thomassin regarde que les saburres des premières voies, qui se rencontrent presque toujours, indiquent le vomissement. « Je donne, dit-il, la « préférence au tartre stibié sur tous les autres « émétiques, parce qu'il fait son effet promptement et *qu'il relève davantage les forces vitales :* « il remédie en peu de temps aux anxiétés et aux

« maux de cœur qui fatiguent les malades; d'ail-« leurs ce remède, par les contractions qu'il occa-« sionne et l'ébranlement qu'il cause dans toute la « machine, opère une *division salutaire; il relève « l'action du système vasculaire, il soutient les « forces épigastriques qui sont essentiellement af-« fectées.* Il ne peut y avoir qu'un bien petit nom-« bre de cas où l'émétique ne soit pas indiqué. » Comme Thomassin ne les fait pas connaître, nous allons emprunter secours à l'ouvrage de M. Chaussier pour nous les indiquer.

« Mais si la langue est sèche et aride, rouge ou « couverte d'une couche noirâtre, écailleuse, les « urines crues, *l'émétique sera fort nuisible : les « anxiétés dépendent alors de l'effet de l'irrita-« tion.* »

Il n'est pas nécessaire d'une grande force d'attention pour remarquer que les motifs donnés par Thomassin pour employer le tartre stibié sont faibles, mal raisonnés, et qu'ils déparent son ouvrage, d'ailleurs rempli de vues sages et de préceptes utiles. En effet, quelle est la nécessité de saigner, s'il est utile ensuite *de relever les forces vitales?* Quelle division salutaire peut-on espérer de ce moyen dans une tumeur dure, gangrenée, qui résiste quelquefois aux topiques doués d'une efficacité généralement reconnue?

Nous n'avons jamais administré ce médicament aux malades confiés à nos soins; cependant la guérison de leurs pustules malignes a été aussi prompte et aussi facile que la nature et le degré du mal pouvaient le comporter.

De même que *Chambon*, et d'après la prévision de Fournier, nous estimons que les saburres des premières voies sont un effet et non une cause; qu'il faut les rapporter à l'irritation, qui de la tumeur retentit dans l'estomac, et que cette irritation doit être considérée comme étant le commencement de cet état où l'émétique est repoussé par M. Chaussier.

Raisonner autrement ce serait admettre que l'ophthalmie est le produit des larmes, le coryza l'effet de l'écoulement nasal, et la fluxion de poitrine le résultat des crachats : ce qui serait contre toutes les lois de l'organisme.

De toutes ces considérations nous croyons qu'il faut conclure que le tartre stibié, ou tout autre émétique, ne peut qu'augmenter le mal qu'on se propose de combattre, hâter cet état adynamique qu'on redoute avec raison, et porter le sang à la tête, accident grave si la pustule maligne occupe cette partie, et plus particulièrement encore si le cerveau partage déjà les souffrances des régions externes. Pour qu'on ne nous taxe pas d'opinion exclusive, nous reconnaîtrons que, dans quelques circonstances rares, ils peuvent être utiles; nous allons rapporter un exemple qui, pour n'avoir pas été observé dans le cours de la pustule maligne, pourra cependant prouver cette utilité.

Un corroyeur de Coulommiers est attaqué d'une fluxion de poitrine; elle se termine heureusement : la respiration était parfaitement libre, la douleur de côté ainsi que la toux n'existaient plus, la fièvre était complétement tombée. Cependant le malade restait triste, les forces, la gaîté, et le besoin de prendre des alimens ne revenaient pas. La langue était large, d'une bonne couleur, humide, mais recouverte dans la plus grande partie de son étendue d'une matière blanche, épaisse, comme granulée, caséeuse et peu adhérente. Pensant que l'estomac pouvait être tapissé des mêmes matières, et que l'irritation qui les avait produites était entièrement passée, nous fîmes prendre au malade quelques grains d'ipécacuanha. L'eau rejetée contenait une grande quantité de matière semblable à celle observée sur la langue; dès ce moment, la convalescence fut franche et complète.

Nous n'en dirons pas davantage pour le moment sur le point que nous venons de discuter, nous proposant d'en parler encore à l'article du traitement antiphlogistique local.

Des Purgatifs.

Les purgatifs, selon *Fournier,* sont indispensables dans le traitement du charbon du Languedoc.

C'est par leur efficacité, consacrée par une expérience de trente années, qu'il est parvenu à rendre cette maladie moins redoutable et à calmer l'effroi qu'elle inspirait avant lui.

Bayle, comme nous l'avons déjà dit, en parlant de la pustule maligne des Basses-Alpes, a reconnu que les purgatifs doux, mais donnés à hautes doses, étaient le secours le plus efficace contre cette maladie dangereuse.

Ce genre de médicamens produit-il les mêmes effets salutaires dans la pustule maligne, dite de Bourgogne? Non : l'expérience prouve même le contraire; tous les auteurs s'accordent sur ce point; voici comment Thomassin s'exprime à ce sujet :

« J'ai voulu quelquefois les mettre en usage
« dans le commencement du mal, c'est-à-dire dans
« le temps des accidens, et ils ont occasionné un
« érétisme nuisible; en général, on peut s'en pas-
« ser, à moins que des indications particulières
« n'engagent à y recourir. »

Nous terminerons cet article en observant que nous n'avons jamais purgé dans cette maladie, persuadé que les purgatifs sont inutiles dans le premier degré de la pustule maligne, qu'ils n'ont aucune influence heureuse dans le second et le troisième période, et qu'ils sont évidemment nuisibles quand la gangrène s'étend et menace l'existence du malade.

Du Traitement convenable à l'état adynamique.

Une adynamie essentielle et réelle peut-elle exister dans la pustule maligne? Nous ne possédons pas assez de faits pour prononcer un jugement définitif à cet égard; mais nous pouvons affirmer que, si elle existe, elle est beaucoup plus rare qu'on ne l'a pensé jusqu'à ce jour.

Les auteurs la reconnaissent à l'âge avancé du malade, à la gangrène toujours croissante, à la petitesse du pouls, ainsi qu'à sa fréquence et à son irrégularité unies aux symptômes de fièvre putride et maligne.

Tous ces accidens formidables, qu'il est si important de prévenir et de combattre, tiennent-ils toujours à la faiblesse? Nous sommes loin de le penser, attendu qu'un homme âgé peut être encore robuste, que la gangrène peut s'étendre par l'intensité de l'inflammation locale ou par l'influence du gonflement lymphatique. Enfin, nous avons reconnu que la petitesse du pouls, son irrégularité sont souvent l'effet de la douleur et des anxiétés qu'elle occasionne. Ajoutons encore à cette série de remarques restrictives les preuves fournies par les travaux de M. le professeur *Broussais*, et adoptées par un grand nombre de médecins, au nombre desquels il faut placer M. Chaussier, qui fut notre maître et dont l'autorité est d'un si grand poids, lesquelles établissent que les fièvres, aussi-bien les adynamiques que les ataxiques, sont le résultat d'une irritation qu'on attaque avec plus de succès par les délayans et les antiphlogistiques que par les toniques.

Pour démontrer combien la solution de la question qui nous occupe est importante dans le traitement de toutes les maladies en général, et dans celui de la pustule maligne en particulier, qu'on nous permette de rapporter une observation qui, tout étrangère qu'elle est à notre travail, servira cependant de point d'appui à la doctrine que nous voulons établir.

La fille d'un tapissier de Coulommiers, âgée alors de treize à quatorze ans, fait une chute sur le ventre : la douleur fut vive dans le moment; cependant elle se calma sans se passer entièrement; la malade put encore, pendant quelque temps, continuer ses travaux et son régime ordinaires; mais bientôt les douleurs abdominales deviennent atroces, la malade crie et s'agite jour et nuit : cette triste position se prolonge environ deux mois. Ces accidens résistent à six ou huit sangsues posées sur la région ombilicale, foyer principal de la douleur, ainsi qu'aux cataplasmes, aux bains et aux lavemens adoucissans; les potions calmantes sont sans effet; des vésicatoires aux jambes n'ont pas plus de succès; des symptômes adynamiques se déclarent et résistent aux préparations de kina.

A notre première visite, qui eut lieu à peu près deux mois après l'invasion de la maladie, nous trouvâmes la malade plongée dans une maigreur extrême : la peau était verte, la langue fort épaissie, humide et couleur lie de vin foncée. Les vésicatoires des jambes, secs et noirs, ne suppuraient pas. Le pouls, à peine sensible, annonçait que la vie était sur le point de s'éteindre. La région ombilicale gonflée, dure, très sensible, et la constipation indiquaient que la cause de tous ces accidens était dans cette région.

Malgré la grande faiblesse de la malade, trente sangsues furent appliquées sur la tumeur : l'écoulement du sang fut abondant; à mesure qu'il s'échappait, les douleurs se calmaient et le pouls se relevait. A notre visite du soir, le pouls était bon et régulier, les douleurs considérablement diminuées; la langue avait perdu une grande partie de son épaisseur, et pris une couleur rose tendre. Les vésicatoires, humides et suppurans, n'étaient plus fuligineux.

Le lendemain, quinze nouvelles sangsues furent encore appliquées sur le ventre pour enlever un reste de douleur; dans la journée, des évacuations alvines annoncèrent un soulagement complet, et la convalescence fut aussi courte que la maladie avait été longue et dangereuse.

Il n'est pas besoin de grandes réflexions pour reconnaître que l'adynamie de notre jeune malade n'était qu'apparente, et le succès du traitement en est la preuve incontestable.

Si nous rapprochons ce fait de celui de la pustule maligne, il faudra bien reconnaître qu'une gastro-entérite exercera sur la tumeur gangréneuse la même influence fâcheuse que l'inflammation intestinale a portée sur les vésicatoires de la malade qui fait le sujet de l'observation qu'on vient de lire.

Ce que nous venons de dire au sujet des irritations intestinales est encore applicable à tout autre foyer de phlegmasie. Nous allons le prouver par une observation extraite de la page 426 du IIIe volume de *la Clinique chirurgicale* de M. Pelletan, ainsi que par les réflexions propres à son célèbre auteur.

« Marguerite Gauthier, âgée de soixante ans, « d'une faible constitution, en proie *depuis long-« temps à une maladie interne, inconnue aux mé-« decins qui la traitaient,* vint à l'Hôtel-Dieu le « 23 février 1808, pour une hernie crurale, étran-« glée depuis huit jours. La lenteur des symptômes « ne m'en imposa pas, quoiqu'elle fût plus carac-« térisée que de coutume; et comme ils avaient été « permanens, je me décidai sur-le-champ à l'opé-« ration; elle fut simple : l'intestin était assez gra-« vement enflammé; mais j'en fis la réduction sans « peine. Les évacuations alvines se firent promp-« tement et avec modération. La malade éprouva

« le plus grand soulagement, et ne se plaignit que
« d'une *extrême faiblesse*. Le lendemain, l'état gé-
« néral était satisfaisant, à la faiblesse près; les
« évacuations étaient médiocres et suffisantes; *on*
« *chercha à soutenir les forces avec du vin et une*
« *potion appropriée;* mais la malade mourut le
« troisième jour de l'opération, *sans plaintes ni*
« *souffrances*.

« L'examen du cadavre nous montra toute la
« peau du corps terreuse, noirâtre et écailleuse;
« tous les viscères relatifs à la hernie étaient sains,
« même la portion intestinale qui avait formé la
« tumeur.

« Le rein gauche était très volumineux, entouré
« d'une graisse compacte; sa substance était aussi
« le siége d'un engorgement lymphatique, qui lui
« donnait l'apparence du lard; l'intérieur du rein
« contenait beaucoup de pus, et il y avait dans le
« bassinet une pierre urinaire d'une forme bizarre,
« telle qu'elles se trouvent quand elles occupent
« les divisions qui vont former le bassinet.

« *Il n'est pas douteux que cette maladie latente*
« *ne fût la cause de la langueur dans laquelle*
« *cette femme vivait depuis long-temps, et il est*
« *malheureux d'avoir à traiter une maladie évi-*
« *dente chez un sujet ruiné par une maladie in-*
« *connue.* »

Que pouvait-on espérer du kina dans ce cas particulier? Reconnaissons que ce qu'il y aurait eu de plus convenable à la position de cette femme aurait été de reconnaître la maladie du rein, et de la détruire, si la désorganisation de la partie n'avait pas été un obstacle insurmontable.

Mais à quels signes pourra-t-on distinguer cette faiblesse apparente de celle qui peut exister réellement dans la pustule maligne? A la bonne santé antérieure du malade, à l'absence de toute lésion consécutive, aux progrès de la gangrène qui s'étend plutôt par l'empâtement froid de la partie que par l'effet d'un mouvement fluxionnaire, qui a cessé d'exister, et à la mollesse du pouls unie à sa petitesse.

Maintenant étudions les propriétés des remèdes toniques préconisés contre l'affection gangréneuse, objet de nos recherches. Tâchons de découvrir si elles existent réellement, et si les restrictions apportées par les auteurs même qui les emploient, n'ajoutent pas un degré de force à toutes les idées répandues dans ce chapitre.

Chambon observe que les alexipharmaques, auxquels on attribue la propriété de résister à la malignité, ne peuvent pas manquer de trouver place dans le traitement de la pustule maligne: pour être utiles, selon lui, ils doivent déterminer l'éruption vers la peau et augmenter l'action des solides sans les *troubler*.

D'après le mode d'action du virus charbonneux sur l'homme, on doit reconnaître la futilité de la première indication. Quant à l'action tonique qui résulte de ces médicamens, voici comme notre auteur en parle lui-même : « Un régime chaud ne « serait pas moins nuisible que des remèdes incen- « diaires : le propre du venin délétère est de com- « muniquer au sang une disposition inflammatoire « et caustique ; ainsi les alimens et les boissons qui « auraient de l'âcreté accéléreraient l'inflammabi- « lité et la mortification, *surtout dans la vigueur « du mal* où le désordre est général, car alors la « diète doit être sévère ; on accorde seulement un « peu de nourriture et du vin à proportion que les « accidens diminuent. »

C'est après ces raisons sages que Chambon propose le sel volatil de vipère *dans les premiers temps de la maladie* ; car, quand l'incendie est général, ce médicament, ainsi que ceux qui sont de même nature, serait plus nuisible qu'utile, et le moment où il le juge nécessaire est le même que celui où il prescrit un régime sévère et calmant.

En vérité, il est impossible de ne pas porter sur ces contradictions la même improbation qui a terminé l'article *Tartre stibié.*

Les médicamens qui ont été le plus généralement employés contre la pustule maligne sont le vin, la thériaque, l'alcali volatil et le kina.

Du Vin.

Le vin est une liqueur stimulante qui anime particulièrement la circulation. Sous ce rapport, il sera utile dans la pustule maligne accompagnée d'une débilité réelle et non produite par des lésions inflammatoires des organes, au premier rang desquels il faut placer celle du cerveau, du poumon et de l'estomac.

Nous n'ignorons pas que souvent les gens de la campagne sont soulagés de leurs défaillances par cette boisson ; mais ce bien momentané est acheté quelquefois bien cher par la fièvre qu'elle peut allumer. Du reste, on ne peut raisonnablement en espérer du succès, dans ce cas, que quand ces défaillances ne sont pas le produit d'un obstacle matériel, comme l'infiltration de l'engorgement dans le cerveau, dans le poumon, dans la trachée, etc., mais bien l'effet d'un malaise vague qui émane de la tumeur, accident plus efficacement combattu par le traitement local.

Si cette liqueur alcoolique est jugée utile, elle ne sera prescrite que par cuillerées données toutes les deux à trois heures; les doses seront éloignées, rapprochées ou supprimées entièrement selon l'effet obtenu.

Thomassin employait fréquemment pour breuvage ordinaire le vin blanc coupé avec beaucoup d'eau. Mais ce que nous avons dit du vin pur s'applique également à l'eau vineuse.

De la Thériaque.

La thériaque, mélange aussi ridicule qu'ancien, contenant environ un grain d'opium par gros, beaucoup moins employé de nos jours qu'autrefois, a été préconisée contre la pustule maligne; mais elle peut être remplacée avec avantage par des agens plus simples.

Chambon, si partisan des toniques, lui donne cependant l'épithète d'incendiaire. Si, en raison de l'opium qu'elle contient, elle peut calmer la douleur, par la même raison elle sera fort nuisible si la pustule maligne est à la tête et menace d'atteindre le cerveau, etc.

La thériaque est fréquemment employée à l'extérieur : on l'applique étendue sur un linge à la surface gangrenée; ses effets, dans ce cas, sont peu marqués, et, par cette raison, elle peut être remplacée par le styrax ou toute autre substance. L'opium qu'elle contient se trouve dans ce mode d'emploi en trop petite quantité pour agir utilement.

Peut-être que, dans les premiers momens de la pustule maligne, l'extrait pur de cette matière calmante pourrait être employé avec succès; cette idée a pour base deux faits qui nous sont particuliers. Le premier est relatif à une brûlure de phosphore qui nous avait perforé l'extrémité du doigt comme aurait pu le faire une vrille; cette brûlure, très douloureuse, a été guérie sans douleurs et sans inflammation par une solution concentrée et bourbeuse d'extrait gommeux d'opium dans un peu d'eau, appliquée au moment même de l'accident et continuée pendant quelques jours.

Le second est relatif à une fermière des environs d'Amilly, qui, depuis un mois, éprouvait une inflammation légère dans une partie du sein : la peau, dans une étendue peu considérable, devenait d'un rouge pâle, puis elle s'ouvrait pour donner passage à des lambeaux blancs du tissu cellulaire; à peine étaient-ils détachés qu'une petite inflammation nouvelle se faisait dans le voisinage et se terminait de la même manière : le chirurgien donnait cependant du quinquina, mais sans succès. A notre première visite, une partie du sein était déjà détruite, particulièrement du côté de l'aisselle. Notre avis fut de ne pas attendre la gangrène et d'inciser de suite avec la pointe d'une lancette la partie qui était sur le point de rougir : notre opération n'eut d'autres résultats que de diminuer le foyer gangréneux. Nous proposâmes alors de poser sur le lieu qui voudrait se phlogoser des linges imbibés d'une forte dissolution d'opium unie à de l'extrait de saturne; ce remède eut tout le succès désirable, et la malade s'est rétablie parfaitement.

De l'Alcali volatil.

Nous n'avons jamais senti le besoin d'employer ce médicament, que Leroux, chirurgien célèbre de Dijon, paraît avoir le premier appliqué à la cure de la pustule maligne.

Si l'on fonde son efficacité sur sa propriété sudorifique, on se trompe, attendu que les sueurs ne peuvent rejeter au-dehors un virus qui n'existe pas à l'intérieur; si c'est sur sa faculté stimulante, nous lui appliquerons ce que nous avons déjà dit du vin et de la thériaque; si c'est enfin sur une prétendue propriété anti-septique, nous laisserons à M. Chaussier lui-même le soin de combattre cette assertion. Cet auteur reconnaît qu'il est inefficace pour borner la gangrène; qu'il serait surtout très nuisible aux scorbutiques, aux malades épuisés par une hémorrhagie, tourmentés par une chaleur interne, et à ceux dont la langue est sèche et aride. Mais ce même médecin admet qu'il pourra être utile dans les premiers temps de la maladie chez les vieillards, les sujets phlegmatiques, dont le pouls est mou et grand, et la langue humide; mais qu'il faut le donner à petites doses dans une infusion de scabieuse ou de véronique, et en cesser l'usage s'il provoque de la chaleur à la gorge et des picottemens à la peau. Ces observations sages, applicables aux autres toniques, confirment les règles générales que nous avons établies.

Du Quinquina.

Les propriétés du quinquina, connues par les Péruviens, indiquées par ceux-ci aux Espagnols, répandues en Europe par les jésuites qui ne livraient cette écorce qu'au poids de l'or, sont-elles aussi utiles qu'on le pense pour combattre la gangrène? Pour répondre à cette question importante, il faut bien tenir note du véritable état de l'organisme au moment de sa prescription, et bien distinguer ses propriétés réelles de celles qui ne sont qu'illusoires.

Le kina donné à petite dose sur un homme sain n'a d'effet bien sensible qu'à la longue; prescrit à la dose de deux gros et plus, il stimule les voies digestives, accélère la circulation, provoque des hémorrhagies, augmente la chaleur naturelle, détermine des sueurs, colore les urines, cause la constipation ou des évacuations alvines.

Si cette substance ne possédait que ces propriétés communes à beaucoup d'autres, son emploi en médecine serait d'une bien faible ressource; mais elle en possède une bien précieuse, que rien jusqu'à ce moment n'a pu remplacer: on voit que nous voulons parler de sa faculté anti-périodique.

Ainsi, le kina est véritablement tonique et possède encore d'une manière incontestable la faculté d'arrêter toutes les maladies douées de retours ou d'accès périodiques. Sa vertu anti-septique est moins démontrée; elle n'est même établie que sur sa propriété tonique, et nous savons que penser de la prétendue débilité à laquelle on l'opposait trop généralement. Revenir sur ce point, ce serait abuser de la patience du lecteur : pour ne pas tomber dans cette faute, nous allons indiquer immédiatement les cas où il peut être inutile, bon ou nuisible, et nous terminerons ce chapitre, déjà bien long, par l'opposition des idées des auteurs qui l'ont employé dans la pustule maligne.

Le kina ne convient pas au premier ni au second degré de la pustule maligne, parce qu'à ces époques la maladie est purement locale.

Il est évidemment nuisible au troisième période; il ne pourrait qu'accroître l'éréthisme, qui, de la tumeur, s'étend à tout l'organisme. Son utilité est mieux démontrée au quatrième degré, quand la gangrène, au lieu de se borner, continue à s'étendre, et que ses progrès ne sont pas l'effet d'une irritation interne quelconque.

Si l'on trouve nos observations justes, on ne manquera pas de trouver les éloges donnés par Chambon à l'écorce péruvienne vagues et exagérés.

« Le quinquina, essentiellement tonique, est encore un puissant alexipharmaque ; il soutient les « solides, les défend de l'action de l'humeur char-« bonneuse; il ne lui manque qu'une propriété « pour réunir à lui seul toutes celles qui sont né-

« cessaires à la cure du charbon : c'est de pousser la « matière vers la peau. Il pourrait satisfaire à toutes « les indications, s'il était uni avec le camphre et « le sel ammoniac sous forme solide, ou si son in- « fusion était jointe à quelques remèdes sudori- « fiques. »

Thomassin ne partage pas l'enthousiasme de Chambon : ses vues sont plus réfléchies, plus sages et plus justes; le lecteur va en juger par lui-même :

« Si nous pensons, avec Pringle et Macbride, « que la propriété médicinale du kina dépend de « ses qualités fermentative et anti-septique, nous « reconnaîtrons qu'elles ne peuvent être d'aucune « utilité dans notre charbon, qui est sans pourri- « ture; si nous pensons, avec la plupart des méde- « cins, que le kina donne de la consistance aux « liqueurs, du ton aux solides, qu'il dispose le sang « à l'inflammation, il ne convient pas davantage; « les liquides ont déjà trop de consistance, et les « solides sont dans un défaut d'action *qui dépend « peut-être de ce qu'ils sont déjà trop tendus.*

« Pringle, zélé partisan du kina, fait à ce sujet « une remarque pratique des plus utiles et des plus « judicieuses : *Les différentes maladies exigent dif- « férens anti-septiques*, dit cet illustre médecin ; « ainsi, la même maladie ne cède pas toujours aux « mêmes remèdes. *Le kina ne réussira pas dans la « gangrène, si les vaisseaux sont trop pleins* ou le « sang trop épais. Mais, si les vaisseaux sont relâ-

« chés et le sang dans un état de dissolution, ou « disposé à la putréfaction, soit par une mauvaise « constitution, soit pour avoir absorbé quelques « matières putrides, le kina est alors un spécifique « souverain; mais lorsque les symptômes inflam- « matoires dominent, le même remède, en aug- « mentant l'action, la tension des fibres et l'épais- « sissement du sang, occasionne tous les accidens « fâcheux auxquels on doit s'attendre en pareil « cas. »

Nous venons d'étudier les effets du kina introduit dans l'estomac; pour compléter ce que nous avons à dire sur cette substance, il ne nous reste plus qu'à l'examiner dans son action sur l'escarre, sur la plaie et sur la peau environnante.

Le kina, dans tous ces cas, est usité sous la forme pulvérulente ou en décoction.

De la Poudre et de la Décoction de kina.

Quand l'escarre est sèche, cette poudre est absolument inutile; si, au contraire, elle est molle, chargée d'humidité, elle aura l'avantage de la dessécher, de la durcir en la tannant en quelque sorte.

Cette poudre sera dangereuse dans une plaie étendue, douloureuse, surtout si une portion nerveuse est mise à découvert; et on s'en passera parfaitement bien si la plaie est d'un aspect favorable. Cette même substance sera sans effet sur la peau saine; elle irritera celle qui est enflammée.

Ce qui vient d'être dit au sujet de la poudre est applicable à la décoction, qui a en outre l'inconvénient grave de laisser sur la peau un dépôt rougeâtre difficile à enlever et qui s'oppose à la perspiration locale.

Dans tous les cas, nous estimons qu'une infusion aromatique quelconque, animée avec un peu d'eau-de-vie, lui sera toujours préférable, appliquée sur l'empâtement froid qui persiste après l'irritation.

CHAPITRE XI.

DU TRAITEMENT ANTIPHLOGISTIQUE LOCAL.

L'IDÉE d'attaquer les tumeurs charbonneuses par un dégorgement local n'est pas nouvelle; on la trouve exprimée dans les ouvrages de Guy de Chauliac et de Vigo. On a proposé, à cet effet, les ventouses et les sangsues. Le premier moyen est évidemment défectueux par la compression douloureuse qu'il produit sur la tumeur, et parce qu'il ramène vers son centre une fluxion qu'il est important, au contraire, d'en éloigner.

Les sangsues ne présentent pas les mêmes inconvéniens : pouvant être appliquées sur des points éloignés du foyer central, elles dégorgent d'une manière plus révulsive.

On ne peut expliquer le discrédit dans lequel elles sont tombées que parce qu'on les employait probablement avec trop de timidité pour en obtenir des effets marqués et salutaires, ou par les idées fausses qu'on s'était faites de la nature de la maladie, qu'on regardait comme étant éminemment asthénique.

Mais, nous dira-t-on, pourquoi aller chercher un moyen nouveau quand, de votre aveu, l'ancien traitement sauvait un grand nombre de malades?

La réponse à cette objection est très facile; nous espérons même qu'elle portera la conviction dans l'esprit du lecteur.

Quand deux chemins conduisent au même but, il faut toujours prendre le plus court et le meilleur. Les observations qui termineront ce chapitre et cet ouvrage prouveront que la route nouvelle offre ces avantages. En effet, on verra la pustule maligne résister à la cautérisation et céder comme par enchantement à l'application des sangsues.

Avant d'exposer la manière de les employer, revenons encore sur une idée que nous n'avons fait qu'indiquer; confirmons-la par des faits capables de donner une base plus solide à la théorie que nous voulons établir.

La pustule maligne tue les uns par les angoisses et les évanouissemens; elle enlève les autres par l'inflammation des organes voisins; le plus petit nombre périt par les progrès de la gangrène. Donnons des exemples de ces divers modes de terminaisons funestes. Nous espérons qu'ils démontreront clairement la supériorité des antiphlogistiques dans ces divers cas, parce qu'ils détruisent tout à coup la douleur, cause première des accidens qui viennent d'être signalés.

L'homme des Bordes de Farmoutiers, de même que sa fille, qui ont conservé jusqu'au dernier moment de l'appétit, la faculté d'aller et de venir sans éprouver une gêne notable dans les fonctions cérébrales, respiratoires et digestives, n'ont pu périr que par l'influence vague mais profonde de la tumeur sur tout l'organisme.

Si le berger de Doüe n'avait pas été secouru à temps et convenablement, il serait mort, non pas de la pustule maligne, mais asphyxié par l'effet de la compression de la trachée, ou plutôt par suite de l'inflammation et du gonflement de sa membrane interne, comme cela est arrivé au malade de Coillot : « Quelques jours après, dit ce praticien, « je fus appelé pendant la nuit pour une femme « de Besnans, qui avait aussi une pustule maligne à « la joue; elle mourut quelques heures après mon « arrivée. Les seuls signes qui me firent pronos- « tiquer cet événement furent le froid des extré- « mités, *l'impossibilité de la déglutition et la gêne « excessive de la respiration;* car, malgré la gravité « des accidens, le pouls était encore fort; il n'était « pas précipité, et ses pulsations étaient très régu- « lières; la malade avait d'ailleurs toute sa con- « naissance. »

Que l'on compare la promptitude du soulagement obtenu chez le berger de Doüe à celui procuré par la cautérisation à la bouchère de Paris, traitée par MM. Boyer et Larrey, on verra que l'avantage le plus marqué est en faveur des sangsues, attendu que la malade traitée par ces deux chirurgiens célèbres n'a commencé à éprouver une légère amélioration que le lendemain de l'application du caustique.

N'ayant jamais vu succomber de malades par le progrès unique de la gangrène, il nous sera impossible d'en offrir un exemple; mais, si ce cas se rencontrait, il faudrait rechercher avec soin si elle ne serait pas l'effet d'une lésion interne cachée qui exercerait sur la tumeur la même influence que l'inflammation intestinale de la fille du tapissier de Coulommiers a eue sur l'aspect de ses vésicatoires.

Une observation qui nous est personnelle, une autre qui nous a été communiquée par M. Roubaud, officier de santé à Saints, démontrent que, dans quelques cas, les sangsues, tout en ralentissant la marche de la pustule maligne, ne peuvent cependant la borner complétement, et qu'on est obligé d'en soutenir l'effet par une saignée générale : cette dernière opération ne sera pratiquée chez les sujets faibles qu'autant qu'on aura acquis la certitude de l'insuffisance des moyens locaux. Nous bornerons là ces réflexions générales, qui recevront un nouveau degré de force par les observations que nous avons promises.

Occupons-nous maintenant de tracer les règles à suivre pour appliquer convenablement les sangsues.

De la manière d'appliquer les Sangsues.

Le dégorgement local est, comme nous l'avons déjà dit, absolument inutile dans le premier période de la pustule maligne, la maladie n'étant encore qu'un simple bouton sans tension ni gonflement dans son voisinage : nous estimons que, dans cet état de la tumeur, une simple scarification faite avec la pointe d'une lancette, touchée ensuite avec la pierre infernale, qui possède le double avantage de détruire le virus déposé et de l'isoler des parties vives, constitue le secours le plus simple et le plus court à employer.

Mais il n'en sera plus de même quand la tumeur sera parvenue au deuxième, troisième et quatrième période; il faudra alors diminuer l'engorgement existant.

Dans tous ces cas, le nombre des sangsues sera subordonné à l'étendue de la tumeur, à la force de la douleur qu'elle provoque, à la place qu'elle occupe, à l'âge et au degré de santé du malade : ainsi, il pourra varier depuis dix, vingt, trente, et davantage encore, selon les circonstances qui viennent d'être indiquées. Les applications seront renouvelées ou supprimées selon l'effet obtenu.

La froideur d'une partie du membre ne sera pas toujours une contre-indication, l'expérience ayant prouvé qu'elle peut être la suite de l'intensité de l'engorgement, et que la chaleur revient avec la diminution de celui-ci. On trouvera une preuve incontestable de ce principe dans ce qui est arrivé à la fermière de l'Oursine.

Les sangsues seront posées sur toute l'étendue du gonflement, mais, autant que possible, vers son centre, en évitant toutefois les parties rouges et érysipélateuses. En agissant autrement, on pourrait provoquer des points gangréneux, comme cela est arrivé chez le marchand de bestiaux, à la suite des scarifications qui ont été faites sur la tumeur. Après la chute des sangsues, on couvrira la partie d'un cataplasme émollient possédant les propriétés de diminuer la rigidité et de faciliter l'écoulement sanguin.

Cependant, si, ce qui arrive quelquefois, il incommodait par sa pesanteur, on lui substituerait des linges imbibés d'une décoction tiède de guimauve ou de graine de lin.

L'escarre sera préservée des applications humides et relâchantes par un linge plié en plusieurs doubles et recouvert de styrax.

Quand les accidens inflammatoires seront calmés, quand il ne restera plus qu'un empâtement froid, on le couvrira de compresses imbibées d'une infusion aromatique animée de quelques gouttes d'eau-de-vie camphrée. Ce dernier moyen sera même inutile, si l'enflure est peu étendue et si elle n'offre pas une trop grande dureté. Pour faciliter la chute de l'escarre, et pour le pansement de la plaie, on se conformera entièrement à ce qui a été dit à l'article de son traitement.

Telles sont les remarques générales applicables au sujet que nous traitons; mais il en reste encore à exposer de relatives au siége qu'occupe la tumeur.

De la Pustule maligne de la tête.

Dans cette position de la pustule maligne, l'art a trois buts à se proposer : le premier est sans contredit d'arrêter la maladie; le second, d'éviter qu'elle ne s'étende au cerveau; le troisième, de combattre cet accident, s'il existe déjà.

Ce désordre étant le plus à redouter, il faut l'attaquer avec énergie par les saignées locales, les saignées générales, et par toute la série de secours proposés contre les inflammations cérébrales. Malgré toute la vigilance du médecin, un certain nombre de malades pourra bien succomber; mais, certainement, le nombre en sera moins grand que si, ne voyant dans la tumeur que la gangrène à redouter, on l'attaquait exclusivement par le kina et autres toniques.

De la Pustule maligne du cou.

La pustule maligne du cou tire son plus grand danger de la suffocation. C'est donc elle qu'il faut encore prévenir ou enlever quand elle existe déjà. Ce qui est arrivé au berger de Doüe est un modèle à suivre en pareille occasion.

La pustule maligne du cou peut, selon la remarque de M. Chaussier, déterminer une stase du sang dans le cerveau; le dégorgement de la tumeur, en facilitant le retour de ce liquide, sera le moyen le plus salutaire à employer dans ce cas particulier.

De la Pustule maligne de la poitrine.

Si la pustule maligne est située à la partie inférieure du cou ou supérieure de la poitrine, le gonflement qu'elle détermine pourra fort bien pénétrer dans cette cavité et s'opposer à la respiration. Dans ce cas particulier, les sangsues seront encore le secours le plus prompt et le plus certain à employer; il faudra les poser au-dessus du sternum, entre les attaches des sterno-mastoïdiens et au-dessus des clavicules, et en proportionner le nombre à l'intensité des accidens : agir avec timidité, serait s'exposer à perdre son temps et son malade.

Première Observation.

Le sieur Gadbled, cordonnier à Coulommiers, petit, potelé, d'une bonne santé habituelle, âgé de 28 ans, éprouve, dans le mois de janvier 1824, une légère rougeur et de la démangeaison à la joue: cette partie se gonfle, devient tendue, douloureuse; la douleur est partagée à un haut degré par les dents voisines. Son épouse, exerçant la profession de sage-femme, prend cette affection pour une fluxion dentaire ; dans cette idée, elle applique sur la partie malade vingt sangsues ; après leur chute, elle la recouvre d'un cataplasme émollient. Ce traitement calma de suite les douleurs, s'opposa aux progrès du gonflement, qui resta cependant stationnaire.

Nous ne vîmes le malade que le quatrième jour de l'invasion, c'est-à-dire le lendemain de l'application des sangsues.

On observait alors une escarre ronde, sèche, dure, noire, de la grandeur d'un sou, parfaitement distincte de la peau environnante, qui était saine et conservait sa couleur naturelle : l'escarre produisait l'effet d'une mouche de taffetas noir posée sur la peau, parce qu'elle n'était environnée d'aucune trace inflammatoire. Le malade, sans fièvre, continua son travail.

Quoique l'escarre fût parfaitement bornée, nous crûmes qu'il était sage de la scarifier et de la cautériser ensuite avec de l'acide sulfurique. Ces opérations ne provoquèrent d'autre impression qu'une légère chaleur.

La portion gangrenée fut recouverte ensuite avec de la charpie enduite de digestif simple : le malade, mis à un régime léger et rafraîchissant, ne vit tomber l'escarre qu'au bout d'un mois ; elle se détacha d'elle-même et d'une seule pièce, le malade n'ayant rien voulu faire pour en hâter la chute.

La plaie, grisâtre dans les premiers jours, ne fut pansée qu'avec de la charpie sèche, et la guérison n'en a pas été moins rapide, et n'a laissé qu'une petite cicatrice circulaire peu sensible.

Réflexions.

Le malade a déclaré ne s'être exposé à aucune cause infectante; sa pustule maligne n'a pu lui être communiquée par les mouches, qui n'existent plus dans la saison froide : on ne peut donc raisonnablement l'attribuer qu'aux cuirs, matière première de sa profession.

Les scarifications étaient, dans le cas dont il s'agit, évidemment inutiles au moment où nous avons été demandé; nous ne les avons pratiquées que pour nous conformer à la règle et éviter les reproches qu'on eût pu nous adresser, si des accidens nouveaux étaient survenus.

On sera sans doute surpris du temps que la nature a mis à séparer les parties mortes des vivantes : on pourrait attribuer la longueur de cette opération aux sangsues, qui se sont opposées à la réaction inflammatoire, si d'autres faits, qui vont être rapportés, ne prouvaient pas évidemment que cette explication n'est pas complétement admissible.

Deuxième Observation communiquée par M. *Roubaud*, officier de santé à Saints.

Le 8 septembre 1825, à dix heures du matin, mademoiselle Massé, âgée de 20 ans, d'une bonne santé habituelle, et fille d'un fermier d'Épiais, me fit demander pour une démangeaison qu'elle éprouvait à la joue droite.

Je remarquai un bouton de la grosseur d'une lentille, sans bouffissure ni rougeur dans son voisinage; je conseillai des lotions avec de l'eau vinaigrée.

Le même jour, à six heures du soir, l'on me fit demander de nouveau : la malade disait éprouver une douleur brûlante dans le lieu de la pustule, qui était alors brune, de la grosseur d'un pois, et environnée d'un cercle rougeâtre d'où partait une ligne légèrement phlogosée, qui se dirigeait vers l'oreille.

J'incisai la dureté, la cautérisai ensuite avec l'acide sulfurique, et la pansai avec un linge couvert de styrax, et un cataplasme émollient sur le reste du mal. Le pouls était plein, fiévreux; la nuit fut fort agitée.

Le 9, à cinq heures du matin, le gonflement s'était fort étendu, et l'escarre ne semblait pas devoir se borner; nouvelles scarifications et cautérisation, continuation des autres moyens. Je fis en outre appliquer dix sangsues, qui ne produisirent aucun effet.

Le soir du même jour, je fis demander M. Regnier; je posai, d'après son avis, vingt nouvelles sangsues qui amenèrent un soulagement marqué et une bonne nuit.

Le 10, plus de douleurs; le gonflement est considérablement diminué; l'escarre s'est détachée au bout de huit jours; la plaie est pansée les premiers jours avec du digestif, et, par la suite, avec de la charpie sèche.

La boisson ordinaire, dans tout le cours de la maladie, ne fut que de l'eau d'orge et de la limonade, avec privation entière des alimens pendant le temps de l'irritation.

Troisième Observation communiquée par M. *Roubaud*.

Le 13 novembre 1826, je fus demandé par mademoiselle Defer, âgée de 40 ans; elle éprouvait, de la veille, une douleur brûlante à la joue droite, près de l'oreille, où je remarquai une petite pustule noire, de la grandeur d'un centime, et dont la circonférence était dure et d'un rouge brun.

Scarification et cautérisation de la tumeur avec l'acide sulfurique, styrax sur l'escarre, cataplasme sur le reste de la tumeur, diète absolue, limonade. Le soir du même jour, application de dix sangsues sur la tumeur.

Pendant la nuit, la malade a de la fièvre, et le gonflement ne diminue pas.

Le 14, nouvelles scarifications et cautérisation

pour tâcher de borner la gangrène qui continue à s'étendre.

Le soir, saignée du bras; dix nouvelles sangsues sur la tumeur; continuation des mêmes topiques, nuit calme, diminution de l'enflure.

Le 15, le gonflement n'augmente plus; la malade souffre peu; elle a de l'appétit, on lui accorde un léger bouillon.

Le 16, enflure considérablement diminuée; repos de trois heures, pendant la nuit du 16 au 17.

Le 17, la malade se trouve parfaitement bien et demande à manger.

Le 19, la malade reste levée pendant quatre heures de suite.

Le 22, l'escarre, de la grandeur d'un petit écu, se sépare des parties vives et tombe entièrement.

Le 30, la plaie est pansée pendant huit jours avec un digestif simple.

Enfin, on substitue à ce médicament la charpie sèche jusqu'à parfaite guérison. Limonade ou eau d'orge pour boisson ordinaire pendant la période d'irritation.

Quatrième Observation.

Le jeune Gosme, âgé de 15 à 16 ans, petit, faible, pâle, ayant encore l'embonpoint de l'enfance, éprouve, dans le mois de juillet 1825, après avoir travaillé à des laines, dont son père fait un grand commerce, une démangeaison à la joue gauche;

elle existait depuis deux jours quand il se présenta pour connaître la nature de son mal (c'était un jeudi). Point gangréneux de la grandeur d'une large lentille, environné d'un peu de bouffissure, sans changement de couleur à la peau, avec démangeaison brûlante fort incommode.

Scarification de l'escarre, application de l'acide sulfurique parfaitement sentie par le malade. La tumeur est ensuite recouverte à son centre avec un linge enduit de thériaque, sur lequel on pose un cataplasme émollient qui s'étend sur toute la bouffissure.

Le soir, gonflement plus considérable, douleurs plus vives, l'escarre s'étend.

Douze sangsues sur la tumeur : soulagement, tension moins considérable de la partie.

Vendredi. Nuit assez calme; mais, le matin, les douleurs avaient repris leur première intensité.

Quinze nouvelles sangsues sur la tumeur : nouveau soulagement, l'escarre a la grandeur d'un sou; diète absolue, limonade.

Samedi matin. Les douleurs, qui avaient été médiocres pendant la nuit, se raniment. Troisième application de sangsues au nombre de quinze; immédiatement après leur chute, douleurs moins fortes, tumeur plus molle.

Dimanche. Malgré les soulagemens obtenus par les sangsues, le gonflement continue, quoique avec lenteur, à s'étendre; la joue est fortement gonflée, la paupière l'est aussi ; le malade ne peut découvrir l'œil voisin de la tumeur ; douleurs compresssives fort pénibles ; douleurs de tête du côté de la tumeur, pouls dur et irrégulier.

Saignée du bras. Le sang s'échappe avec force de la veine ; il est d'un rouge vif, presque artériel.

Le soir, soulagement marqué ; tumeur plus molle ; pouls plus souple et plus calme ; enfin, bien-être général prononcé.

Dans la nuit du dimanche au lundi, un vannier, grand guérisseur de charbon, arrive, applique son remède, mélange d'oxide de cuivre et de graisse. Du moment de son application, les douleurs se raniment. Le malade inquiet nous fit demander de grand matin... suppression du topique irritant ; le calme se rétablit promptement. Au bout de neuf jours, l'escarre, qui avait la grandeur d'une pièce de trente sous, se détache entièrement ; la plaie traitée avec de la charpie enduite de cérat se guérit rapidement, en ne laissant qu'une cicatrice peu étendue et peu visible.

Réflexions.

Ce malade, naturellement faible et délicat, ne doit sa guérison qu'aux sangsues et à la saignée du bras, la cautérisation n'ayant pu s'opposer aux progrès du mal. Les saugues n'ont fait qu'entraver sa marche sans l'arrêter ; il a fallu en soutenir l'effet par une émission sanguine générale.

Dans tout le cours de l'irritation, le malade n'a bu que de la limonade; il a été privé d'alimens et on ne lui a fait prendre aucune préparation de kina, etc.

Cinquième Observation.

Madame Legouge, fermière à l'Oursine, âgée de quarante-huit ans, d'un teint très coloré, sujette à de fortes et fréquentes douleurs de tête, qu'on a cherché à détruire dans le temps par des saignées qui n'ont eu d'autre résultat que de provoquer des convulsions longues et alarmantes; celles-ci n'ont plus permis de tenter ce moyen curatif, que l'état de la malade semblait indiquer.

Cette malade avait déjà eu, à diverses époques, cinq pustules malignes, toutes provoquées par des soins donnés à des vaches atteintes du *sang de rate* (fièvre charbonneuse de Chabert): toutes ces tumeurs ont été guéries avec la plus grande facilité par les scarifications et les caustiques.

Mais, le 22 octobre 1825, cette fermière diligente, qu'aucun danger ne peut arrêter, fouille une vache attaquée du même genre de maladie que celle dont nous venons de parler; pour diminuer le danger, elle se sert d'une cuillère de bois : cependant quelques parties d'excrémens lui tombent sur les mains. Son opération terminée, elle les plonge de suite dans de l'eau tiède vinaigrée, les lave avec le plus grand soin et à plusieurs reprises, et se croit en sûreté.

Cependant, le 1er novembre, démangeaison à la face palmaire de l'avant-bras gauche à trois pouces du poignet, puis légère rougeur.

Le 2, la malade va consulter M. Roubaud; il était quatre heures du soir, et déjà on voyait une pustule de la grosseur d'un pois, placée sur une petite dureté, d'un rouge brun, d'où partait une ligne phlogosée, d'une couleur plus vive, et qui s'étendait jusqu'au pli du bras.

La tumeur fut de suite scarifiée; il s'en échappa quelques gouttes de sang. On la cautérisa ensuite avec de l'acide nitrique, et on la pansa avec un linge enduit de styrax, coupé de la grandeur de l'escarre, et par-dessus le tout on posa un cataplasme de mie de pain et d'eau de guimauve.

Le 3 au matin, la gangrène n'était pas bornée, le gonflement était plus considérable, les démangeaisons plus fortes; on renouvela les scarifications et la cautérisation; on supprima le cataplasme, qui incommodait par son poids, et on le remplaça par des compresses imbibées d'eau de guimauve. Soulagement.

Le soir, on remarqua que la gangrène s'étendait toujours, que la peau était plus tendue, plus chaude et légèrement érysipélateuse. M. Roubaud proposa d'appliquer dix sangsues sur toute l'étendue du gonflement: trois seulement voulurent s'attacher.

Ce nombre, trop petit pour amener un dégorgement utile, fut suivi d'un sentiment de pression à la région épigastrique, qui empêcha la malade de parler pendant deux heures.

De ce moment, la tumeur, dont la marche avait été assez lente, fit des progrès rapides; l'enflure s'empara de tout le membre et s'étendit jusqu'à la poitrine; la malade éprouva de fortes douleurs momentanées à la base du pouce, qui ne paraissait pas plus tendue que les autres parties du membre. Ces douleurs sont si vives qu'elles font naître un malaise fort incommode au creux de l'estomac, lequel *augmente, diminue ou se passe avec elles.*

Le 4, à midi, jour et heure de notre première visite, figure très rouge, douleurs de tête et de l'estomac vives, pouls petit, concentré, régulier; langue bonne, humide, point de soif; gonflement énorme de tout le membre; l'escarre sèche est environnée d'un grand nombre de phlyctènes donnant une sérosité brunâtre, et dont l'ensemble comprend un espace ovoïde de deux pouces et demi de long sur deux de large; la main était bouffie, pâle et froide, pendant que tout le reste du bras possédait une chaleur plus grande qu'à l'ordinaire.

Vingt-cinq sangsues sont appliquées sur toute l'étendue du membre, mais plus particulièrement dans le voisinage de la tumeur primitive : l'écoulement est abondant; il n'est pas suivi d'étouffement; le gonflement n'augmente plus, mais on reconnaît qu'il n'est pas arrêté par sa dureté, qui devient plus grande.

Le 5, trente nouvelles sangsues sont encore appliquées sur toute l'étendue du membre. Soulagement marqué : la malade s'endort dix minutes pendant leur effet; elle repose une heure et demie de suite dans la nuit, ce qu'elle n'avait pu faire depuis l'invasion de la maladie, et, le matin, elle se sent assez bien pour se lever le temps nécessaire pour faire son lit; le gonflement, plus mou, n'augmente plus; la main, toujours froide, est enveloppée de linges chauds.

Le 6, à sept heures du matin, les douleurs de la base du pouce reparaissent; elles réveillent celles de la tête et de l'estomac... le tout se calme au bout de deux heures. Le reste de la journée se passe bien; la malade reste levée pendant trois heures.

La nuit du 6 au 7 est fort agitée; les douleurs de la base du pouce sont vives, mais de peu de durée. Le matin, on remarque une escarre de la grandeur d'une pièce de vingt-quatre sous, bien distincte des parties vivantes. Le membre est moins tendu, beaucoup plus mou; la malade se trouve bien; son pouls est naturel. Soumise à une diète sévère pendant les accidens, elle demande un bouillon, qui lui est accordé et qui passe bien.

Le 15, jour de notre dernière visite, l'escarre

primitive occupait tout l'espace compris par les phlyctènes; elle est tombée, ainsi que celle du pouce, le 20 du même mois.

Quand les accidens de l'irritation ont été calmés, on a pansé les plaies avec de la charpie enduite du baume de genièvre, et l'on a enveloppé le tout avec des linges imbibés d'une décoction de kina animée avec un peu d'eau-de-vie camphrée.

Enfin la guérison a été aussi prompte que pouvait le permettre la gravité des accidens; mais la malade a conservé long-temps de la rigidité dans les doigts.

Réflexions.

Cette observation démontre que le venin est très adhérent, que les lavages faits avec tout le soin possible ne préservent pas toujours de son action, et qu'il est indispensable de se conformer pendant huit jours aux règles que nous avons établies en parlant des secours préservatifs.

Elle confirme ce que l'on savait déjà, que les scarifications et les caustiques, qui réussissent fréquemment, ne sont pas toujours certains; qu'il est indispensable, chose qui n'avait pas été suffisamment sentie, de combattre l'engorgement qui semble quelquefois s'accroître par les efforts mêmes que l'on fait pour l'arrêter.

On ne peut se dissimuler que les saignées locales n'aient été fort utiles, quoique les spasmes qui ont succédé à la première application et le gonflement froid de la main semblassent, au premier aspect, les contre-indiquer. Si, dans ce cas douteux, elles ont eu un succès si complet, que ne doit-on pas en attendre dans les pustules malignes moins graves?

Conclusions générales à tirer des cinq Observations précédentes.

On a vu que nous avons toujours fait précéder le dégorgement local par la cautérisation. Dans l'origine, nous avons cru cette marche plus sûre et plus rationnelle, parce que, la cause se trouvant détruite, la guérison des effets nous paraissait devoir être plus certaine. Cependant la gangrène évidemment arrêtée par les sangsues seules chez le sieur Gadbled, la mortification bornée chez les autres malades par le même moyen, après avoir vu échouer l'action des caustiques qui irritent et stimulent une partie déjà très gonflée, nous avaient fait concevoir le projet de supprimer ceux-ci dans les cas qui pourraient se présenter à nous par la suite, et de n'attaquer les accidens locaux que par les saignées capillaires; mais, n'exerçant plus la médecine depuis deux ans par suite d'une indisposition ancienne, il nous a été impossible de réaliser notre projet, et c'est avec une vive satisfaction que nous avons vu nos conjectures se vérifier dans deux observations faites par M. Perroud, médecin à Villefranche, et insérées à la page 238 des *Annales de la Médecine physiologique* de l'année 1826. Pour donner une idée exacte des résultats obtenus, nous allons rapporter textuellement les deux observations de ce médecin.

Première Observation.

M. ***, âgé de vingt-huit ans, d'une forte constitution, tanneur, s'est fait mettre il y a trois mois des anneaux aux oreilles; la droite a conservé un léger suintement. Le 24 avril 1826, à son réveil, il éprouve, à l'oreille affectée, une violente douleur, s'étendant à tout le côté du cou correspondant: le lobule est rouge, gonflé, rénitent, comme emphysémateux; une petite pustule grisâtre se fait remarquer à la partie supérieure de l'ouverture qui livre passage à l'anneau.

La tuméfaction du lobule, qui est considérable, se propage dans l'espace intermaxillaire; la figure est pâle, abattue; la langue est blanche, avec inappétence; le pouls est dur et fréquent. Ce garçon avait manié la veille le cuir d'une vache morte d'une maladie de mauvais caractère, et avait probablement porté ses doigts malpropres sur la petite plaie de l'oreille. Je fais enlever l'anneau; ce qui procure du soulagement. Douze sangsues sont appliquées autour de l'oreille; des cataplasmes émolliens sont maintenus sur la partie affectée; le malade est mis à la diète, et l'on donne de l'eau d'orge pour boisson. Ceci fut fait dès le matin, et déjà, le soir, par l'effet du saignement abondant des piqûres de sangsues, il y eut une grande diminution dans la douleur et le gonflement; le point noirâtre ne s'étendit pas davantage. Une syncope étant survenue, on suspendit le cours du sang; après quoi, la faim s'étant fait sentir, on donna un léger potage.

Le 25 avril, le lobule de l'oreille est revenu à son volume naturel; la pustule noire laisse au-dessous d'elle une légère excoriation; il reste encore un peu de gonflement dans l'espace inter-maxillaire; les fonctions sont dans leur état naturel : on continue les applications émollientes, et l'on observe un régime régulier.

Le 26, tout est rentré dans l'ordre : le malade veut reprendre son travail, ce qui amène, le lendemain, un gonflement considérable des parties qui ont été affectées; mais de simples applications émollientes suffisent pour tout dissiper en quelques heures en procurant un suintement séro-sanguinolent très copieux. Le malade ne reprit ses occupations que trois jours après ce dernier accident, non qu'il fût plus fatigué, mais par prudence.

Deuxième Observation.

Un pâtre âgé de quarante ans fut piqué aux champs par une grosse mouche, sur le dos de la main gauche, le 19 juin 1826. De suite, douleur vive, suivie d'un chatouillement qui force le malade à se gratter ; il enlève le petit bouton qui s'est formé dans la soirée; la main se gonfle beaucoup sans douleur bien prononcée. Le malade continue d'aller aux champs; mais, dans la nuit du 23 au 24, le gonflement de la main et du bras fut porté à son comble, ainsi que la douleur. Ce ne fut que dans la soirée de ce dernier jour que je vis le malade pour la première fois : abandonné à ses souffrances dans une étable, il poussait des cris plaintifs; sa main était énormément tuméfiée et présentait, sur sa face dorsale, deux points grisâtres de forme irrégulière, de la largeur d'une pièce de deux francs. L'avant-bras et le bras, violemment gonflés, étaient d'un rouge luisant et parsemés çà et là de phlyctènes de couleur citrine; il y avait une douleur très forte, chaleur excessive, avec soif, langue sèche et brunâtre, pouls plein, fréquent et dur; la physionomie portait l'empreinte des angoisses auxquelles le malade était en proie.

Le malade est transporté à l'hôpital, d'où l'on était éloigné d'une lieue; à son arrivée, trente sangsues furent mises autour de la main; le membre fut enveloppé de compresses imbibées d'une infusion de fleurs de mauve et de sureau; je prescrivis une limonade pour boisson, la diète et une potion avec quinze gouttes de laudanum liquide.

Le 25 juin, le malade a quelques instans de repos ; la douleur et le gonflement, quoique moindres, sont encore très forts; la langue est blanchâtre et rapetissée, sans sécheresse; le pouls est fréquent et dur (quinze sangsues autour du poignet et dix à l'épigastre : même prescription).

Le 26, les sangsues ont piqué sur les phlyctènes; il ne s'est écoulé que de la sérosité; il y a beaucoup de douleur, mais plus de souplesse dans les parties affectées (quinze sangsues disséminées sur le dos de la main, et même prescription).

Le 27, les sangsues ont abondamment saigné; la nuit a été calme; la main, l'avant-bras et le bras sont bien dégorgés; la douleur est très diminuée; les doigts peuvent se mouvoir; chaleur générale et pouls naturel; appétit. Les escarres se sont formées dans l'étendue qu'occupaient les points grisâtres lorsque je vis le malade pour la première fois. Continuation du traitement : on accorde trois soupes.

Le 28, les phlyctènes se détachent et laissent à nu le derme rouge, suintant, sans excoriation profonde (même prescription); la main, l'avant-bras et le bras reprennent peu à peu leur volume naturel; les deux escarres du dos de la main se détachent peu à peu : on panse avec de la charpie imbibée de chlorure de chaux.

Le 7 juillet, il survient un gonflement très douloureux au coude; dix sangsues le bornent, et quelques cataplasmes émolliens le dissipent entièrement.

De temps en temps on fait baigner le membre

dans l'eau de mauve. Les escarres se détachent et la cicatrisation s'opère en même temps; les mouvemens s'exécutent facilement, et aujourd'hui, 14 juillet, tout est cicatrisé.

Ici se termine ce que nous avons à dire sur la pustule maligne : malgré tous nos efforts, nous laissons encore beaucoup de choses importantes à désirer sur la nature intime de ses causes, sur les nombreuses altérations pathologiques qu'elle provoque, ainsi que sur les moyens de les éviter et de les guérir.

Les recherches anatomiques pourront seules éclairer ces points importans de son histoire. Elles seront plus faciles pour les médecins de notre époque par la nouvelle découverte de M. Labarraque, qui possède l'heureuse propriété de détruire la fétidité des matières animales en putréfaction, et peut-être aussi celle de neutraliser le virus charbonneux; mais c'est au temps à prononcer sur ce point, qui mérite particulièrement d'être étudié.

Si les sept observations qui terminent notre travail, unies à celles du berger de Doüe, suffisent à la confirmation de la théorie qui a présidé à sa rédaction, empressons-nous de reconnaître qu'elles ne sont pas assez nombreuses pour en déduire des règles applicables à tous les cas de pustule maligne qu'on pourra rencontrer dans la pratique. C'est pourquoi nous invitons les médecins à s'occuper de ce point important de l'art : ils pourront s'y livrer avec d'autant plus de sécurité, que nous n'avons pas de revers à cacher; que le succès a constamment couronné nos premières tentatives. Indépendamment des bienfaits directs qui résulteront de ces recherches, elles fourniront des pièces nouvelles pour juger avec connaissance de cause les graves questions agitées dans ce moment, et en faveur desquelles une multitude de faits semblent se réunir et annoncer le succès.

CHAPITRE XII.

DES MÉDICAMENS EXTERNES PROPOSÉS COMME CURATIFS ET PRÉSERVATIFS DE LA PUSTULE MALIGNE.

On trouvera peut-être que nous aurions pu nous dispenser de composer ce douzième chapitre, en répandant les formules qui le composent, comme cela a déjà été fait pour certaines substances, dans tout le corps de l'ouvrage, au fur et à mesure que la nature du sujet traité l'aurait prescrit; mais nous avons été détourné de cette idée par la difficulté de leur assigner une place rigoureusement convenable, par la crainte d'en rendre la recherche difficile, et par la certitude de trop nous éloigner de la matière principalement traitée, en raison des détails dans lesquels on sera obligé d'entrer au sujet de certaines préparations nouvelles.

Toutes ces considérations nous ont donc fait prendre le parti de réunir ces formules en un seul chapitre, et de les distribuer en six sections, en procédant des premiers momens de la pustule maligne et suivant successivement toutes ses phases et toutes ses exigences.

Si ce mode de distribution expose à quelques

répétitions, c'est un léger inconvénient qui sera amplement racheté par l'avantage d'avoir en quelque sorte la récapitulation de notre ouvrage dans un petit nombre de pages, avec les principales vues qu'il contient.

Cependant, avant d'entrer en matière, il est important d'observer qu'une partie des préparations pharmaceutiques que nous allons mettre sous les yeux du lecteur perdra beaucoup de l'importance qu'on y attachait, si l'on se conforme aux principes que nous avons établis, et surtout si l'on fait un judicieux emploi des chlorures d'oxide de sodium et de chaux.

Ces réflexions nous avaient même donné l'idée de garder le silence sur une partie de ces formules; mais nous avons pensé que, quand on écrit sur une partie quelconque de l'art, il est utile de faire connaître avec précision le point d'où l'on est parti ainsi que l'étendue et la nature du chemin qu'on a parcouru, ou, en d'autres termes, de bien établir l'ancien état des choses avant d'indiquer le nouveau.

Nous ne dirons plus rien sur les remèdes internes, parce qu'étant d'une application générale et journalière, leurs propriétés doivent être bien connues du médecin, et que, d'ailleurs, nous croyons nous être suffisamment étendu à leur égard à l'article du traitement interne de la pustule maligne.

SECTION PREMIÈRE.

DES ESCAROTIQUES.

Du fer rouge. Moyen prompt, plus effrayant que douloureux, applicable à tous les temps de la pustule maligne, mais plus particulièrement quand son escarre est chargée d'humidité.

Pour appliquer convenablement ce remède salutaire, il faut, dans le premier degré de la maladie, faire une petite incision cruciale sur la tumeur sans toucher aux parties saines, et y introduire un stylet d'une grosseur convenable et rougi à blanc. Dans tous les autres temps, on enlevera le plus possible les couches externes de l'escarre; on posera ensuite un cautère un peu moins étendu que la portion gangrenée, et on le laissera en place jusqu'à ce que l'escarre soit brûlée jusqu'aux parties vives, ce qui se reconnaîtra par le sentiment vif de chaleur qui ne tarde pas à se faire sentir.

Des Escarotiques chimiques.

On en distingue de trois espèces : les uns sont des acides, les autres, des dissolutions métalliques, les troisièmes, des substances alcalines.

Des Acides.

L'*acide sulfurique* est employé avec succès pour cautériser l'escarre; il la brûle, la charbonne et la dessèche très promptement.

L'*acide nitrique* est très actif; cependant nous préférons le précédent.

L'*acide muriatique* est un caustique puissant : M. Chaussier observe qu'il doit être préféré aux deux premiers quand l'escarre est putride. Les propriétés des chlorures motivent la préférence qu'on lui accorde dans le cas dont il s'agit.

Des Escarotiques salins.

Les plus généralement usités sont le nitrate d'argent, le nitrate de mercure et le muriate d'antimoine.

Le *nitrate d'argent* est un caustique très puissant, convenable dans les premiers momens de la pustule maligne et dans les périodes qui leur succèdent, soit pour brûler une escarre, qui, par son extrême humidité, détruirait l'action des autres caustiques, soit pour arrêter un hémorrhagie capillaire provenant d'une incision trop profonde, soit enfin pour consumer les végétations fournies par la plaie.

Dans le premier cas, on fait une petite incision cruciale sur la tumeur primitive, et dans son centre on introduit l'extrémité de la pierre infernale, qu'on aiguise, si cela est nécessaire, en plaçant une de ses extrémités dans un linge mouillé, plié en plusieurs doubles, tenu entre les doigts de la main gauche, pendant que, de la main droite, on la fait tourner sur elle-même.

Le *nitrate de mercure* est un escarotique puissant; cependant il ne sera employé que quand on n'en aura pas d'autre sous la main, parce qu'il peut faire naître la salivation si on le pose sur une surface étendue, accident fâcheux dans tous les cas, mais plus particulièrement chez un sujet scorbutique ou atteint d'une pustule maligne à la tête, surtout si le gonflement s'est déjà communiqué dans l'intérieur de la bouche.

Le *muriate d'antimoine* n'a d'autre inconvénient que de pouvoir être converti en une matière blanche sans activité, si de la surface malade exsude une sérosité trop abondante.

Des Escarotiques alkalins.

La pierre à cautère a été peu employée dans la pustule maligne : M. Chaussier trouve même qu'elle peut être nuisible dans cette maladie, parce que, selon cet auteur, elle ne provoque pas la réaction inflammatoire qui doit borner la gangrène. Cependant Bayle dit qu'on en a toujours obtenu de bons effets dans l'espèce de pustule maligne qu'il a décrite. M. Boyer la recommande dans l'anthrax proprement dit; mais, en partant de l'idée de M. Chaussier, on conçoit son efficacité dans cette espèce de tumeur gangréneuse toujours environnée d'un cercle inflammatoire d'un rouge fortement prononcé.

SECTION II.

DES DESSICCATIFS.

Tous les auteurs s'accordent à recommander de dessécher l'escarre de la pustule maligne et de s'opposer, autant que possible, à sa putréfaction : pour arriver à ce but, ils ont proposé de la couvrir de diverses substances, qui sont :

1°. Le kina en poudre : dans cet état, il absorbe toute l'humidité, et possède évidemment la propriété de tanner et de durcir l'escarre.

2°. Le styrax : cette substance balsamique, résineuse, s'oppose à la putréfaction de l'escarre en la préservant du contact de l'air, de l'humidité provenant de la plaie ou de toute autre voie.

3°. L'ægyptiac, composé de

Miel	15	onces.
Verdet en poudre	5	
Fort vinaigre	6	

On met toutes ces substances dans une bassine de cuivre ; on les fait bouillir sur un feu modéré, en remuant, sans discontinuer, jusqu'à ce que le mélange cesse de se gonfler et acquière une couleur rouge. Cet onguent durcit l'escarre et stimule les chairs vives ; mais il faut bien se rappeler que, dans beaucoup de cas, cet effet doit être évité.

SECTION III.

DES MOYENS PROPRES A DIMINUER L'IRRITATION DES CHAIRS VIVES QUI ENVIRONNENT L'ESCARRE.

Les topiques relâchans ont été regardés comme dangereux par beaucoup de praticiens; cependant Thomassin les employait avec succès dans les premiers momens de la pustule maligne, mais il commande de les discontinuer lorsque le sommet de la tumeur s'affaisse et change de couleur.

Les topiques relâchans sont de trois espèces: les sangsues, les cataplasmes et les décoctions émollientes.

Les sangsues dégorgent, calment la douleur et s'opposent ainsi aux progrès de la gangrène; le nombre à appliquer peut varier depuis dix, vingt, trente et davantage, selon la nature du mal, l'état du sujet, etc. Voyez *le Traitement local anti-phlogistique.*

Les cataplasmes émolliens peuvent être employés avec succès, non seulement dans le temps indiqué par Thomassin, mais encore pendant tout le temps des progrès du gonflement. Cependant il faudra éviter leur contact sur l'escarre, en la couvrant d'un linge plié en plusieurs doubles et enduit de styrax.

Deux circonstances peuvent faire abandonner ces topiques : 1°. quand ils incommodent par leur poids; dans ce cas, il faut les remplacer par des linges imbibés d'une décoction émolliente, en interposant toujours le styrax entre eux et l'escarre; 2°. ils seraient décidément nuisibles sur l'empâtement froid qui persévère après le mouvement fluxionnaire; mais, comme on peut obtenir la guérison de la pustule maligne de deux manières, c'est-à-dire en changeant le mode d'irritation ou en détruisant entièrement celui qui existe, nous ne pouvons, d'après notre propre expérience, les recommander avec certitude qu'autant qu'on aura admis le dernier mode de traitement.

SECTION IV.

DES TOPIQUES EMPLOYÉS DANS LE TRAITEMENT DE LA PLAIE QUI RÉSULTE DE LA CHUTE DE L'ESCARRE.

Les auteurs, toujours frappés de l'idée que l'inflammation et le gonflement qui accompagnent la pustule maligne devaient à la débilité leur disposition à se convertir en gangrène, ont proposé de les attaquer par des onguens très actifs, que nous allons passer en revue.

Digestif irritant de Chambon.

Verdet pulvérisé		1 once
Aloès	} āā	$\frac{1}{2}$
Myrrhe		
Eau-de-vie camphrée et ammoniacée	} āā	1
Thériaque		
Miel de Narbonne		

Mêlez exactement.

Ce médicament peut être fort nuisible par son activité et par l'aloès qu'il contient. Dans tous les cas, on ne peut l'appliquer que sur des plaies à chairs languissantes et n'offrant aucune branche nerveuse dénudée, et, auparavant, il est important de s'assurer si cet état de la plaie n'est pas le produit d'une disposition interne qu'il faudrait d'abord détruire. Chambon ne se conformait pas à ces règles qui lui étaient inconnues; il posait son digestif sur la plaie succédant à l'extirpation : il en résultait souvent une nouvelle couche gangréneuse qu'il attribuait à un reste de venin attiré par son remède; mais actuellement on sait ce que vaut cette explication.

Digestif de Chaussier.

Miel blanc ou rosat .... 1 once.
Un jaune d'œuf.
Verdet en poudre très fine .... 2 gros.
Myrrhe en poudre.................... 1

On mêle le tout exactement dans un mortier de cuivre.

Cet onguent, facile à préparer, convient quand l'escarre est spongieuse et tend à la dissolution putride. Veut-on le remède plus actif, on augmente la dose du verdet; on y ajoute, suivant les circonstances, tantôt deux gros d'esprit de vin, tantôt deux gros d'huile essentielle de térébenthine.

L'escarre commence-t-elle à se détacher, les chairs sont-elles rouges et sensibles, il faut en diminuer l'activité par l'addition d'un jaune d'œuf. Enfin on le supprimera entièrement pour panser avec de la charpie sèche, si la plaie est rose et sensible. On voit que la conduite de M. Chaussier confirme nos avis et condamne celle de Chambon.

Digestif simple.

Térébenthine de Venise........	} āā.... ½ once.
Huile d'hypericon	
Deux jaunes d'œufs.	

Dissolvez la résine dans le jaune d'œuf, et ensuite ajoutez l'huile. Les propriétés de cette préparation sont trop connues pour qu'il soit nécessaire d'en parler.

Baume de Geneviève.

Huile d'olive........................	3 livres.
Cire jaune en petits morceaux...	} āā.... ½
Eau de rose.................	
Bon vin rouge........................	3
Santal rouge en poudre................	2 onces.

Mêlez le tout dans une terrine vernissée, de la capacité d'environ cinq à six pintes; laissez bouillir pendant une demi-heure, en remuant toujours la matière avec une spatule de bois. Ce temps expiré, ajoutez :

Térébenthine de Venise................ 1 livre.

Incorporez bien le tout avec la spatule pendant

une ou deux minutes; retirez le vaisseau du feu, et quand le baume sera un peu refroidi, jetez-y :

Camphre en poudre.................... 2 gros.

Mêlez bien avec la spatule.

Coulez ensuite, à travers un linge, dans un autre vaisseau; laissez déposer jusqu'au lendemain.

Lorsqu'il sera figé, faites de profondes incisions avec la spatule pour retirer le liquide qui se sera séparé du médicament; mettez-le enfin dans un pot de faïence pour le conserver.

Ce baume, qui n'est pas irritant, convient particulièrement quand il s'agit de stimuler légèrement; nous en avons toujours obtenu de bons effets pour panser les vésicatoires secs et gangrenés, les ulcérations des angelures, et pour envelopper les membres atteints de pustule maligne, gonflés par un empâtement froid, couverts de phlyctènes.

SECTION V.

DES LOTIONS DÉTERSIVES.

Il ne suffit pas de panser convenablement les plaies et de leur appliquer les médicamens indiqués par l'expérience; il faut encore quelquefois enlever les matières qui souillent leur surface et leurs bords : dans le plus grand nombre de cas, cette opération peut se faire avec de l'eau tiède pure, ou animée avec de l'eau-de-vie camphrée, ou bien aiguisée simplement par quelques substances salines, telles que sel de cuisine, etc.

Mais, comme dans un traitement bien entendu tous les élémens qui le composent doivent tendre au même but, on a jugé convenable, dans la pustule maligne, d'employer des lotions stimulantes, que l'on croyait trop généralement appropriées à sa nature.

On se servait donc, pour enlever les matières sanieuses et putrides, de décoction de kina, d'infusions aromatiques.

M. Chaussier propose de déterger la partie malade avec la combinaison d'une partie de son digestif à cinq parties d'eau, ou bien encore avec le collyre de *Lanfranc*, qui se compose de :

Vin blanc		1 livre.
Eau de plantin	ãã	3 onces.
— de roses		
Orpin préparé		2 gros.
Verdet gris		2
Myrrhe		2 scrupules.
Aloès		

SECTION VI.

DES CHLORURES D'OXIDE DE SODIUM ET DE CHAUX.

Nous venons de passer en revue les moyens proposés pour borner la gangrène, dessécher l'escarre et donner de l'activité aux chairs. Pour compléter ce que nous avons à dire à ce sujet, étudions les propriétés des chlorures de sodium et de chaux, possédant à un haut degré la faculté de détruire les émanations animales putrides, et de prévenir les funestes effets de ces exhalations sur les êtres vivans.

Dans la pustule maligne simple, c'est-à-dire dans celle où l'escarre est sèche et sans odeur, nous estimons que ces préparations chimiques seront d'une faible utilité comme antiseptiques proprement dits. Cependant il sera toujours utile d'en humecter l'appareil qui recouvre la tumeur, parce qu'elles pourront peut-être changer la nature du liquide exsudé et détruire sa propriété contagieuse; on n'abandonnera ce moyen que quand la maladie, par son aspect et la nature de son pus, aura pris les caractères d'une plaie simple. Au reste, ce que nous venons de dire n'est qu'une conjecture fondée uniquement sur l'analogie, puisque ces préparations, à notre connaissance, n'ont encore été employées qu'une seule fois dans la pustule maligne, par M. Péroud. On trouvera son observation à la fin du onzième chapitre.

Les chlorures de soude et de chaux possèdent également la propriété antiseptique; il existe cependant des circonstances qui doivent faire préférer l'un à l'autre. Dans l'opération désinfectante, les chlorures, suivant leur nature, deviennent des hydrochlorates de chaux ou de soude. Le premier sel a la propriété d'attirer l'humidité de l'air, et de fournir à la matière putride avec laquelle il est en contact, de l'eau, élément de toute putréfaction, tandis que l'hydrochlorate de sodium est un sel très sec qui agit comme conservateur.

D'après ces raisons, le chlorure de chaux sera employé quand on ne voudra que détruire momentanément la putridité. Celui de sodium, au contraire, sera préféré dans les affections gangréneuses, et pour laver les hommes et les animaux qu'on veut purifier avant de les placer avec ceux de leur espèce qui sont sains, ou pour assainir les maisons et les écuries qui doivent les loger. On verra les heureux effets qu'ils ont produits sur des tumeurs charbonneuses des animaux. Nous prions d'observer que ce n'est pas nous éloigner de notre sujet que de nous livrer à ces recherches, puisque ces tumeurs sont souvent la cause de la pustule maligne, et que d'ailleurs nous ne possédons pas assez de faits recueillis sur l'homme pour pouvoir nous dispenser de faire mention de ces recherches.

Du Chlorure de sodium dans les affections gangréneuses.

M. le professeur Marjolin, chirurgien en chef de l'hôpital Beaujon, a fait usage du chlorure de sodium pour des affections gangréneuses, soit que cette dégénérescence se montrât à la suite de l'amputation d'un membre ou qu'elle survînt par toute autre cause.

M. Jules Cloquet, chirurgien en chef adjoint de l'hôpital Saint-Louis, a également employé cette substance pour combattre les ulcères gangréneux. Dans plusieurs de ces maladies, extrêmement graves, il a fait baigner le membre sphacelé dans du chlorure étendu de dix à quinze parties d'eau, et a fait prendre intérieurement 25 à 30 gouttes de ce liquide dans une pinte de tisane.

M. Ségalas, professeur agrégé à la Faculté de médecine de Paris, disait, il y a déjà plus de deux ans, « que le médecin doit apporter beaucoup de réserve « dans l'application de cette substance sur les sur- « faces dénudées, surtout quand il s'agit de l'injecter « dans les parties génitales. Étendue d'eau, elle est « moins irritante et n'en conserve pas moins ses « qualités précieuses qui l'ont fait placer parmi les « médicamens énergiques. Aujourd'hui, dit-il « (*Journal de Chimie médicale*, ann. 1825, p. 272), « je viens d'appuyer cette dernière proposition par « deux observations de cure de maladies gangré- « neuses, obtenue tout récemment sous l'influence « de ce médicament, désigné communément sous « le nom de *liqueur de Labarraque.* »

L'un des faits a été observé sur un homme affecté d'une gangrène, suite de l'infiltration de l'urine. Le scrotum était quintuplé de volume, infiltré d'urine et sphacelé à la partie la plus déclive : « j'incisai profondément l'escarre, je laissai « dégorger les lèvres de la plaie, et je passai une

« sonde fine dans l'urètre ; je fis ensuite des lotions « sur les parties mortes avec le chlorure de soude « à l'état pur : la plaie, le lit, la chambre du ma- « lade furent désinfectés à l'instant.

« Je terminai par un pansement fait avec de la « charpie imprégnée du même liquide, dans quatre « parties d'eau. Le lendemain matin, à ma grande « surprise, je trouvai plusieurs escarres détachées « et le malade en fort bon état. Je répétai le pan- « sement de la veille ; le soir, la plaie était vive à « toute sa surface. Je cessai l'emploi du chlorure ; « dix jours après, la plaie était entièrement cica- « trisée. »

Nous pourrions ajouter au fait rapporté par M. Ségalas d'autres cas qui constatent également les heureux effets du chlorure ; mais, pour ne pas trop nous écarter de l'objet particulier de nos études, nous allons rapporter quelques observations de M. Bouley jeune, médecin vétérinaire.

« Tous les vétérinaires qui ont employé les sétons « dans le traitement des chevaux atteints de la ma- « ladie épizootique ont été à même de remarquer « que ces moyens étaient presque toujours inutiles « et souvent dangereux. J'ai, pour mon compte « particulier, observé huit tumeurs charbonneuses « qui ont été le résultat de leur application : cinq « des animaux qui en étaient affectés ont suc- « combé ; les trois autres ont été guéris.

« Les cinq premiers ont été traités par la cau-

« térisation et les antiseptiques à l'intérieur, et les « trois autres par les mêmes moyens et l'usage du « chlorure de sodium de M. Labarraque. Les heu- « reux effets que j'ai obtenus de ce médicament me « déterminent à faire connaître avec quelques dé- « tails les circonstances dans lesquelles je l'ai mis « en usage et les résultats qu'il a produits. »

Première Observation.

Le 31 mars dernier, un cheval bai, âgé de cinq ans, appartenant à M. le comte Dyssy, fut atteint de la maladie régnante. Un traitement rationnel fut mis en usage pour combattre cette affection, qui ne présenta aucun signe alarmant jusqu'au cinquième jour, époque à laquelle une tumeur considérable, peu douloureuse, se manifesta au poitrail, dans l'endroit même où deux sétons avaient été placés quelques jours auparavant, et prit en peu de temps tous les caractères du charbon. Je m'empressai alors de supprimer les sétons; je fis pénétrer à l'instant même douze à quinze pointes de feu dans l'engorgement, et je prescrivis l'extrait de gentiane et le camphre dans des préparations convenables. Ces moyens ne produisirent pas ce que j'en attendais, et, dans le courant de la nuit du cinquième au sixième jour, le mal fit des progrès rapides; *nouvelles cautérisations, même traitement.* Enfin, le septième jour, la tumeur qui avait pris un nouvel accroissement laissait écouler une humeur sanieuse, fétide, d'une odeur particulière, qui ne permettait plus de douter de l'existence de la gangrène; la prostration des forces était portée à son comble, et tout annonçait une terminaison funeste et très prochaine.

Tel était l'état presque désespéré de cet animal, lorsque M. le docteur Ségalas le vit et m'engagea à employer le chlorure d'oxide de sodium de M. *Labarraque,* en m'assurant qu'il en avait obtenu des effets merveilleux sur l'homme dans un cas semblable. Je m'empressai de mettre à profit les conseils de ce médecin savant. Je fis faire de suite des injections de chlorure dans les ouvertures pratiquées au moyen du cautère actuel; ces injections furent faites toutes les heures, et les plaies pansées immédiatement après au moyen d'étoupes coupées. Je fis faire des aspersions fréquentes dans l'écurie avec la même liqueur étendue de cinq à six parties d'eau. A compter de ce moment, la tumeur ne fit plus de progrès sensibles, et l'odeur désagréable qu'elle répandait fut en partie détruite.

Du quatrième au cinquième jour, les escarres ont commencé à tomber, la suppuration s'est établie, et tout danger a cessé; enfin la plaie considérable qui est résultée de la chute de l'escarre s'est promptement cicatrisée, et, en moins d'un mois, cet animal s'est trouvé en état de reprendre son service habituel.

Deuxième et troisième Observation.

Deux chevaux hors d'âge, appartenant, l'un à M. *Injé*, boucher à Paris, l'autre à M. *Renoult*, cultivateur à Ivry, ont été affectés de la même maladie régnante, dans le courant du mois de mai, et tous deux ont éprouvé le même accident que le précédent par suite de l'application de sétons; ces deux animaux ont été traités et guéris par les mêmes procédés dans l'espace de vingt à vingt-cinq jours.

M. Chamas, médecin vétérinaire de la gendarmerie de Paris, a fait, sur une tumeur charbonneuse qui, dans peu d'heures, avait pris un accroissement considérable, une incision profonde et très étendue sur chaque côté du cou d'un cheval, qui n'a donné aucun signe de sensibilité. Il a fait placer ensuite des étoupes imbibées de chlorure concentré sur les incisions. Au bout de quatre heures, l'animal éprouvait de la douleur. Ce pansement a été fait matin et soir pendant cinq jours avec la même liqueur.

La tuméfaction a diminué progressivement; la cicatrice s'est faite en peu de temps.

MM. *Dupuy, Girard fils, Vatel*, professeurs à l'école d'Alfort, et *Birger*, médecin vétérinaire des gardes du corps, ont également constaté les propriétés du chlorure sur ces affections.

Enfin M. *Bouley* dit : « Je ne prétends point

« que le chlorure soit une panacée contre les tu-
« meurs gangréneuses; je ne prétends point non
« plus que ce médicament seul puisse suffire, mais
« je crois qu'il est un puissant auxiliaire. »

Ces dernières remarques, qui annoncent une retenue fort louable, sera le sujet d'une réflexion fort courte, puisqu'elle se bornera à demander quel a été l'effet de l'extrait de gentiane chez les animaux qui n'ont pas été pansés avec les chlorures?

Il est temps de préciser avec exactitude les effets isolés des médicamens, de bien séparer l'action de telles ou telles substances auxquelles on a l'habitude de les associer; c'est le moyen de simplifier les méthodes de traitement et de dissiper une abondance illusoire, souvent plus nuisible qu'utile. Les vétérinaires, mieux que les médecins, peuvent se livrer à ce travail, parce que la vie des animaux n'a de prix qu'en raison des services matériels qu'on en peut tirer.

Nous venons de rechercher, autant que l'état de la science nous l'a permis, les effets des chlorures sur les affections charbonneuses; voyons maintenant s'ils ne peuvent pas être employés avec un égal succès pour désinfecter les êtres vivans ou morts, ainsi que les localités où ils ont été renfermés.

Moyen de désinfecter les êtres vivans.

L'homme et les animaux peuvent absorber les

germes contagieux par les surfaces externes et internes de leur corps. Dans le premier cas, l'opération désinfectante est facile; elle consiste simplement à les laver, ainsi que les vêtemens qui les recouvrent, avec de l'eau chlorurée.

L'opération est plus difficile quand l'infection a eu lieu par les voies internes, c'est-à-dire par le poumon et les organes digestifs isolément ou simultanément.

De l'infection par les voies digestives.

On trouve des exemples de ce mode d'empoisonnement dans les observations de Fournier sur les causes du charbon du Languedoc, dans les accidens survenus au boucher de Pithiviers et au soldat des gardes-françaises. A ces faits nous en joindrons un autre que nous avons observé chez un meûnier de la commune de Saint-Augustin, arrivé aux derniers momens d'une gastrite chronique qui prit naissance immédiatement après avoir mangé avec répugnance une côtelette de mouton trop avancée et dont le goût putride lui est revenu à la bouche pendant plus de quinze jours.

Si des cas semblables se présentaient, ne serait-il pas possible d'éviter les accidens, effets des matières délétères introduites soit dans la bouche, soit dans l'estomac, en injectant dans ces cavités, à l'imitation de M. Jules Cloquet, de l'eau chlorurée? C'est une question neuve qui mérite toute l'attention des gens de l'art.

De l'infection par les voies respiratoires.

Nous avons vu le virus introduit dans la bouche combiné aux substances mêmes qui en sont imprégnées; mais il ne peut pénétrer dans le poumon qu'autant qu'il est répandu dans l'air : l'expérience démontre que ces virus sont aussi nuisibles, absorbés par cette voie que par toute autre.

Nous donnerons pour exemple de ce mode d'empoisonnement les observations de Chaignebrune et du chamoiseur de Dijon rapportées par M. Chaussier. Ces individus ont été attaqués de tumeurs gangréneuses, l'un pour avoir respiré de trop près les déjections fétides qu'on venait de retirer de dessous un malade; l'autre pour avoir respiré et avalé la poussière de peaux qu'il venait de battre dans son atelier. A ces deux faits nous joindrons la belle observation faite par M. Labarraque sur la personne d'un vidangeur employé au curage de l'égout Amelot.

M. Paulin, régisseur de l'administration générale du canal Saint-Martin, s'est présenté chez moi le 11 août 1825 pour réclamer, de la part de M. Bérard, vice-président du conseil de salubrité, du chlorure de chaux avec la manière d'en faire usage, pour opérer la désinfection d'une portion de *l'égout Amelot*, où plusieurs ouvriers étaient tombés asphyxiés la veille. J'offris mon assistance pour l'opération projetée. Des vidangeurs étaient commandés pour le curage d'une portion d'égout d'environ douze à quinze pieds, qui devait s'effectuer le lendemain à huit heures; la vase et les immondices à enlever formaient une épaisseur de quatre pieds et demi.

Je fis placer, non loin de l'égout, un baquet contenant environ soixante litres d'eau et une livre de chlorure de chaux bien délayée dans ce liquide. Un seau de cette liqueur fut mis à côté des ouvriers occupés à démolir le mur, et ces ouvriers, au moment d'enlever les démolitions, lavaient leurs mains, leurs bras, et mouillaient leurs narines avec l'eau chlorurée. Les vidangeurs prenaient la même précaution en enlevant la vase, qui, jetée à quelques pieds au-dessus de leur tête et de la mienne, était aspergée avec la dissolution de chlorure, puis lancée par un ouvrier sur la surface du sol : cette vase, au moyen d'un nouvel arrosage, était encore désinfectée. L'opération a duré plus de quatre heures, et sans qu'il soit survenu aucun accident; cependant nous étions dans un égout infecté depuis plus de quarante ans, et dans lequel huit ouvriers furent asphyxiés peu de temps après y avoir pénétré. Ce malheureux événement, arrivé en 1782, fut le sujet d'un écrit de M. *Cadet de Vaux*, lequel donna lieu aux belles recherches du célèbre professeur

Hallé, et peut encore plus tard avoir contribué à celles de MM. *Thenard, Dupuytren, Barruel*, etc.

Comme je me disposais à descendre dans l'égout, une femme éplorée vint solliciter des secours du chef des ouvriers. Son mari était l'un des asphyxiés, et celui qui avait été frappé de la manière la plus grave; il avait perdu connaissance pendant longtemps, puisqu'il avait été transporté rue des Tournelles, n° 48, sans avoir repris ses sens. Un vomitif fut administré; le médecin, vu l'affreuse misère du malade, conseilla de le transporter dans un hôpital et crut que son avis avait été suivi. L'asphyxié, cependant, voulut rester chez lui; il vomissait depuis quarante-huit heures le thé léger qu'on lui faisait boire, et, plusieurs fois, dans cet espace de temps, il avait perdu connaissance. Je crus pouvoir prescrire de l'eau gommée froide, avec addition de quatre gouttes de suc de citron pour chaque demi-verrée, et la potion anti-vomitive de *Rivière*, à la dose d'une cuillerée d'heure en heure. Le médecin du bureau de charité, qui vint ensuite visiter le malade, approuva ce traitement.

Le curage de l'égout presque terminé, je demandai à être conduit chez l'asphyxié. Le vomissement avait cessé à la première tasse d'eau gommeuse acidulée. Cet homme, âgé de quarante et un ans, m'offrit les traits de la décrépitude. *Pierre Aimé* gisait sur un grabat; son pouls était misérable; il se plaignait de douleurs vives à la tête et d'une grande pesanteur ; il disait avoir de la peine à respirer et être tourmenté surtout par le mauvais goût qu'il avait constamment dans la bouche, et qui était, disait-il, *celui du plomb qui lui avait fait perdre connaissance;* sa voix était éteinte; il croyait n'avoir que peu de temps à vivre. Je relevai le moral de ce malheureux en lui donnant l'assurance qu'il guérirait promptement et que ses journées lui seraient payées comme s'il travaillait; en même temps je lui faisais respirer du chlorure concentré, qu'il semblait humer avec délices; ses traits me paraissaient moins grippés : *Pierre Aimé* m'assura qu'il respirait plus librement et qu'il n'avait plus la *malheureuse* odeur dans la bouche. Le lendemain, j'appris que le malade avait dormi cinq heures; il réclamait *l'eau qui l'avait débarrassé d'une si grande pesanteur et du mal de tête.* Je fis faire un arrosage de chlorure affaibli dans sa chambre. Le 14 août, *Pierre Aimé* était guéri; il avait pu se lever et sortir. Je m'informai des circonstances de son accident : *Un moellon,* me dit-il, *étant tombé sur la vase de l'égout et s'y étant enfoncé, je l'ai relevé un peu avec ma pioche, et me baissant, mes deux mains en avant, pour le saisir et l'enlever, je suis tombé sans connaissance et comme frappé de mort.*

L'effet du chlorure paraîtra peut-être surprenant dans cette circonstance, vu le temps qui s'était écoulé depuis l'asphyxie (quarante-huit heures); toutefois, les personnes qui ont respiré les gaz qui se dégagent des matières animales en putréfaction, ont dû remarquer qu'elles sont poursuivies pendant long-temps par la fétidité, et que même une partie de leurs excrétions en sont empreintes. Il me paraît donc rationnel de conseiller de faire respirer au malade du chlorure d'oxide de sodium ou de chaux dans tous les cas d'asphyxie des égouts et fosses d'aisances, attendu que long-temps encore après l'événement les malades se trouvent sous l'influence du gaz délétère.

L'observation que nous venons de rapporter est tout à la fois curieuse et importante, et les réflexions qui la terminent nous paraissent on ne peut pas plus justes. Mais la matière putride n'avait-elle pénétré chez ce malade que par le poumon? Les vomissemens qui le tourmentaient ne peuvent-ils pas être attribués à la même cause qui gênait si sensiblement la respiration, et ne serait-on pas parvenu à les prévenir ou à les calmer en faisant, à l'imitation de M. Jules Cloquet, boire de l'eau légèrement chlorurée? En usant du même moyen, n'aurait-on pas évité la gastrite chronique qui a fait périr le meûnier qui n'éprouva les premières atteintes de la maladie qu'après avoir mangé, ainsi qu'il a été dit, une côtelette trop avancée? C'est au temps à prononcer sur tous ces points; mais, en attendant des lumières plus étendues, il est utile de poser en principe, qu'en cas d'asphyxie, il faut tâcher de découvrir tous les organes qui ont été atteints, et de poser de suite et directement sur eux la matière désinfectante, en la modifiant de manière que les tissus ne puissent en éprouver aucune influence nuisible.

De la manière de désinfecter les matières animales.

La désinfection des matières animales étant une opération très importante à la santé des hommes qui les travaillent, à l'anatomiste qui veut reconnaître les désordres opérés par telle ou telle maladie contagieuse, et au médecin légiste chargé de découvrir à la justice les causes de la mort d'un individu déjà en pleine putréfaction, nous pensons qu'on lira avec intérêt l'instruction qui a été donnée à ce sujet.

Instruction sur la manière de se servir du chlorure de chaux, d'après le procédé indiqué par le sieur Labarraque, *pharmacien.*

Des expériences réitérées ont démontré que le chlorure de chaux étendu dans l'eau a la propriété de désinfecter l'air et de ralentir d'une manière sensible la putréfaction.

L'emploi de ce procédé peut devenir utile dans une foule de circonstances : on se bornera, dans la présente instruction, à en faire l'application aux deux cas les plus fréquens.

Il sera facile, par analogie, de se servir du même

procédé, toutes les fois que l'on croira à propos d'y recourir.

Levée et inspection d'un cadavre.

Avant d'approcher d'un cadavre en putréfaction, il faudra se procurer un baquet dans lequel on mettra une voie d'eau (24 litres); on versera dans cette eau un flacon (un demi-kilogramme) de chlorure de chaux, et l'on remuera bien le mélange. On déploiera ensuite un drap, que l'on trempera dans l'eau du baquet, de manière à pouvoir retirer ce drap avec facilité, et surtout à pouvoir l'étendre très promptement sur le cadavre.

A cet effet, deux personnes ouvrent le drap, le placent dans le liquide en tenant les bouts, qui sont posés sur les bords du baquet; on porte celui-ci à côté du corps en putréfaction, et, au même instant, le drap mouillé est retiré du baquet et étendu sur le cadavre : bientôt après, l'odeur putride cesse.

S'il s'est écoulé sur le sol du sang ou tout autre liquide provenant du cadavre, on versera sur ce liquide un ou deux verres de l'eau chlorurée ; on remuera avec un balai, et l'odeur fétide disparaîtra.

Cette opération, toutefois, ne devra pas être exécutée ainsi dans le cas où les liquides répandus sur le sol pourraient devenir l'objet d'une analyse chimique : alors on en recueillera avec soin la plus grande quantité possible, et ce ne sera qu'après que l'on devra procéder à la désinfection du sol, ainsi qu'il a été dit plus haut.

Si l'infection s'est répandue dans les pièces voisines, dans les corridors, l'escalier, etc., on arrosera les lieux infectés avec un ou deux verres de chlorure de chaux liquide, et la fétidité cessera.

On aura soin de faire arroser souvent, avec le liquide contenu dans le baquet, le drap qui recouvre le cadavre. On empêchera ainsi l'odeur putride de se reproduire.

Aussitôt que le corps aura été enlevé, le drap qui aura servi à la désinfection devra être lavé à grande eau, séché et ployé.

Désinfection des latrines, baquets à urine et plombs.

On versera sur deux onces de chlorure de chaux trois à quatre pintes d'eau, on agitera le tout; on tirera à clair, et l'on répandra la solution sur et dans les latrines, baquets à urine et plombs. Si la mauvaise odeur n'est pas promptement détruite, on réitérera l'opération au bout de huit à dix minutes.

Si l'infection provient, en totalité ou en partie, d'urines ou de matières fécales répandues sur le sol, on arrosera également celui-ci avec la même solution.

Vu et approuvé par nous, conseiller d'État, préfet, *Signé* DELAVAU.

Manière de désinfecter les localités infectées de matières putrides.

Le moyen de désinfecter la chambre d'un malade est fort simple : il consiste uniquement à l'arroser avec de l'eau chlorurée, dans la proportion de deux cuillerées de chlorure dans un verre d'eau, ou de déposer ce mélange dans une assiette, avec le soin de le changer matin et soir. Il sera encore utile d'attaquer le mal dans sa racine, c'est-à-dire d'en arroser l'appareil qui couvre le foyer d'infection, ainsi que le lit du malade.

Le même procédé est applicable aux écuries, aux étables, avec des modifications dans le détail desquelles il est nécessaire d'entrer pour que l'opération réussisse et préserve avec certitude les animaux de maladies qui peuvent devenir une cause de pustule maligne.

On mettra, à cet effet, une bouteille de chlorure d'oxide de sodium dans un seau d'eau, on remuera bien le mélange, ensuite on trempera une forte brosse ou un balai dans l'eau chlorurée, et, immédiatement après, on la passera avec force sur toutes les surfaces des murs, de la mangeoire et des râteliers, et généralement sur toutes les parties hautes et basses de l'écurie. Cette première opération terminée, on lavera avec de l'eau pure toutes les parties qui ont été lessivées; enfin, on agira à l'instar des peintres qui passent à l'eau blanche les boiseries d'un appartement.

Une écurie de quarante pieds de longueur sur douze de largeur et dix de hauteur exige quatre bouteilles de chlorure concentré, et chaque bouteille demande dix à douze litres d'eau. D'après cela, on peut établir qu'une bouteille de chlorure suffit pour une écurie de trois à quatre chevaux.

La désinfection opérée, on ouvrira les portes et les fenêtres pour laisser sécher, et ensuite on pourra y faire entrer et séjourner les animaux sans crainte qu'ils se trouvent infectés.

Cependant, en cas d'épizootie, on devra, comme moyen prophylactique, faire un arrosage matin et soir avec de l'eau chlorurée, préparée dans la proportion d'une bouteille de chlorure concentré pour quatre à cinq seaux d'eau.

Tout ce qui vient d'être dit est parfaitement applicable aux étables, aux bergeries, etc. Mais, comme celles-ci sont généralement basses, encombrées de fumier et couvertes de chaume ou de dépôts de paille, de fourrages supportés par des perches qui forment le plancher, il faudra, dans ce cas, avant de procéder à l'opération désinfectante, enlever le fumier et les fourrages, et procéder ensuite aux lavages comme il a été dit. Il serait peut-être utile d'associer aux lavages les fumigations de Guiton de Morveau, que l'on obtient en plaçant dans un vase de terre situé sur un réchaud allumé une bonne poignée de sel de cuisine et un demi-verre d'acide sulfurique. Il se dégage bientôt une fumée abondante, que l'on concentre dans l'écurie en fermant les portes et les fenêtres. Le vase aura des bords élevés pour que les matières qu'il contient ne puissent se répandre dans le moment de l'effervescence. Les portes ne seront ouvertes que cinq à six heures après, quand on présumera que la vapeur aura eu le temps de pénétrer l'épaisseur des pailles. Enfin, on ne laissera rentrer les animaux dans l'étable que quand cette vapeur sera entièrement dissipée.

Nous établissons ce dernier avis sur la persuasion qu'une fumée abondante pénétrera davantage dans le chaume et pourra atteindre plus facilement les miasmes putrides qui pourraient s'y être introduits. Au reste, les applications des chlorures sont encore si nouvelles qu'il est utile d'en étudier les effets et d'en modifier les applications ; en exprimant cette idée, nous ne faisons que répéter le vœu formé par M. Labarraque lui-même, qui nous a fourni les matériaux de cette dernière partie de notre travail.

CHAPITRE XIII.

DES EFFETS FACHEUX QUI RÉSULTENT DE L'USAGE TROP PROLONGÉ DU SUSPENSOIR, ET DE CEUX QUI SONT LA SUITE DE LA MAUVAISE CONFORMATION DE CE BANDAGE.

Le suspensoir est un bandage destiné à soutenir le scrotum et les parties qui y sont renfermées, ainsi qu'à maintenir les topiques qu'on peut être dans le cas d'y appliquer.

Ce moyen chirurgical est très connu et fréquemment employé; nous ne dirons donc, à ce sujet, que ce qui est absolument nécessaire à l'intelligence des observations suivantes.

Le suspensoir est une sorte de poche formée de toile, de futaine, de tricot ou de tout autre tissu, dont la capacité doit varier selon le volume des parties à soutenir. Cette poche, qui est percée à sa partie antérieure pour livrer passage au pénis, est maintenue en haut par le moyen d'une bande qui fait le tour du corps, en bas par le secours de deux bandes ou sous-cuisses.

Le suspensoir convient à tous les hommes qui se livrent à des exercices capables de froisser les testicules, comme l'équitation; son usage est indispensable dans les blennorrhagies, les inflammations et les indurations des testicules ; il convient encore dans les varicocèles, les hernies volumineuses, irréductibles, etc. Nous négligerons tous ces points connus pour entrer immédiatement dans le sujet qui fait la matière de ce petit écrit.

Le suspensoir agit à la fois sur la peau de la partie interne et supérieure des cuisses, sur celle du scrotum, et enfin sur les testicules et le pénis. C'est sous tous ces rapports que nous allons tâcher de donner une idée des accidens qu'il peut causer.

Action du Suspensoir sur la peau de la partie interne et supérieure des cuisses, et sur celle du scrotum.

Le médecin ne doit jamais oublier de recommander au malade auquel il prescrit de porter un suspensoir, de changer souvent ce bandage et de ne pas négliger les autres moyens de propreté. Sans cette attention, il l'expose à contracter, à la partie interne et supérieure des cuisses, et à la peau du scrotum, des éruptions dartreuses, souvent fort étendues et fort incommodes. Cet accident a lieu plus particulièrement pendant les grandes chaleurs de l'été, parce qu'à cette époque la sueur qui imbibe la toile dont se compose le suspensoir, devient tellement acrimonieuse, qu'elle irrite, excorie la peau et fait naître la maladie que nous signalons.

Nous avons été consulté quelquefois pour des éruptions de ce genre, et nous les avons toujours vues se terminer plus ou moins rapidement par des bains d'eau de son, par la projection de l'amidon sur les dartres, et surtout par un changement plus fréquent du bandage, ce qui n'est pas toujours facile aux voyageurs, surtout aux soldats.

Pour ne pas nous écarter de notre sujet, nous ne dirons rien de plus sur la nature de ces éruptions, qui le plus souvent ne sont que de simples plaques d'un rouge brun, bornées à la surface répondant au suspensoir. Si, dans cet état le plus simple, la maladie est peu incommode, elle le devient bien davantage quand elle s'étend au loin, qu'elle s'accompagne de boutons plus ou moins isolés, ou d'excoriations plus ou moins étendues et profondes.

Action du Suspensoir sur les testicules.

Les testicules sont destinés à la sécrétion du sperme. Ils doivent, pour exécuter convenablement leur fonction, conserver la mobilité que la nature leur a donnée en les portant hors du ventre. Hippocrate a reconnu cette vérité en parlant des causes de l'impuissance observée chez les Scythes, puisqu'il range au nombre de ces causes l'usage des culottes. Si ce genre de vêtement peut produire un tel effet, que ne fera pas le suspensoir, qui enveloppe les testicules plus étroitement encore?

Deux faits que nous avons été à même d'observer confirment cet aperçu du père de la médecine.

Le premier est relatif à un jeune homme fort incommodé par un varicocèle, auquel nous avions proposé de porter un suspensoir. Au bout d'un mois environ, nous eûmes occasion de le rencontrer, et il nous dit qu'il était délivré de ses sentimens de pesanteur et de tiraillement; que seulement, depuis que les testicules étaient soutenus, il n'était plus agité par les désirs vénériens, et qu'il recherchait la société des femmes plutôt par habitude, par l'effet de son imagination, que par un besoin bien déterminé.

La deuxième observation a encore pour sujet un jeune homme qui, pour la même cause, et à dater de l'âge de puberté, a été contraint d'user de ce moyen mécanique. Son mariage a été aussi stérile que les nombreuses unions passagères qu'il avait formées antérieurement, quoiqu'il possédât tous les signes d'une virilité bien prononcée.

De l'action du Suspensoir sur le pénis.

L'action du suspensoir sur le pénis ne doit pas être ignorée. Elle peut déterminer des accidens graves et qui tous ont pour cause la dimension plus ou moins étendue de l'ouverture destinée à lui livrer passage : si l'ouverture est trop grande, un des testicules s'y engage, ce qui n'a jamais lieu sans une douleur vive, qu'il est important d'éviter. Ce fait se remarque plus souvent chez les hommes attaqués de hernie non soutenue et au moment où ils croisent les cuisses, et c'est constamment le testicule opposé à la hernie qui s'échappe. Pour éviter cet accident, les malades en demandent la réduction; mais c'est éviter un écueil pour retomber dans un plus grand, dont nous allons nous occuper.

Dans l'état de repos, le pénis peut être renfermé sans suite fâcheuse dans une ouverture étroite; mais, dans le moment de l'érection, son volume devenant beaucoup plus considérable, il se trouve étranglé à un tel point que la tension devient extrême, douloureuse; la compression exercée sur l'urètre peut s'opposer à l'éjaculation, ou au moins la rendre très difficile. Nous avons vu, chez un jeune homme, quelques gouttes de sang échappées avec le sperme et provenant évidemment de la déchirure de petits vaisseaux de l'urètre trop dilatés par ce genre de compression. Tels sont les accidens qui naissent immédiatement d'une compression momentanée. Si cette sorte de strangulation, sans être aussi grande que celle qui vient d'être indiquée, mais sans cesser pour cela d'être trop considérable, se prolonge long-temps et se renouvelle souvent, les veines qui rampent à la surface dorsale du pénis, se dilatent, deviennent variqueuses : dans ce cas, le retour du sang étant rendu trop facile, ce liquide ne peut plus s'accumuler, et l'érection devient difficile et quelquefois imparfaite. Un fait est venu confirmer cette explication : dans le moment de nos études médicales, nous avons été consulté par un jeune homme qui, depuis qu'il avait cessé de porter un suspensoir qu'il avait gardé fort long-temps, conservait pendant l'érection le gland mou et flexible. Il nous dit que, par une compression exercée avec le pouce sur les veines variqueuses, il obtenait une érection parfaite, qui cessait au moment même où cessait la compression. On voit, par cet exposé, qu'il ne s'agissait, pour guérir la maladie, que de diminuer le calibre des veines ; et cet effet a été obtenu par une sorte de virole en linge fin, d'un pouce de large, posée à la base du pénis, et d'un diamètre calculé au degré propre à comprimer les veines, sans serrer les corps caverneux, et le succès a répondu à notre attente.

Il nous semble que, de tout ce qui vient d'être dit, on pourrait induire que, chez quelques hommes, le suspensoir jette les testicules dans une sorte d'engourdissement, qui tempère les désirs vénériens, et même peut s'opposer à la génération, en altérant d'une manière quelconque la sécrétion du sperme.

Si le sentiment d'Hippocrate, uni aux deux observations que nous avons rapportées, ne suffit pas pour constater le fait, il nous paraît suffire pour fixer l'attention des médecins et les déterminer à tenir note des cas qu'ils pourront observer. Ce fait, une fois bien démontré, aura une application utile dans la pratique, dans le double but, d'une part, d'éviter le mal que nous signalons, et, de l'autre, de diminuer l'influence maladive que les testicules peuvent exercer. Il pourrait encore servir à calmer les agitations, les tourmens qui rendent la vie si pénible aux hommes robustes qui, par état et opinions religieuses, ne peuvent user du moyen propre à les faire cesser. Le médecin doit jeter un œil de compassion sur toutes les misères humaines, et les calmer, s'il ne peut entièrement les détruire. En attendant que cette question soit résolue, nous croyons convenable d'établir les principes suivans :

1°. Toute personne qui ne porte un suspensoir que pour éviter le choc des testicules, doit le quitter au moment même où il abandonne le genre d'exercice qui en a déterminé l'usage ;

2°. Tout homme doit éviter les mouvemens brusques et propres à engager les testicules dans l'ouverture du suspensoir, surtout s'il est attaqué de blennorrhagie ou d'irritation aux testicules ;

3°. Il est indispensable de dégager le pénis de l'ouverture du suspensoir, quand l'érection se prépare, et, à plus forte raison dans le moment du coït ;

4°. Enfin, il serait plus convenable, pour éviter

la constriction du pénis et la pression des testicules, de remplacer entièrement ce suspensoir par un autre, qui est décrit dans le *Grand Dictionnaire des Sciences médicales*, et qui se compose d'une bande de toile d'une aune de long et de six pouces de large, fendue à ses extrémités jusqu'au milieu, à deux travers de main près. L'application de ce suspensoir est fort simple : on place la partie moyenne et non fendue de cette bande sur le scrotum, de manière que les deux chefs de la même extrémité de la bande soient en haut, et les deux autres en bas; puis on engage le pénis à l'angle qui résulte de la réunion des deux chefs supérieurs, ensuite on les fait passer autour du bassin pour être noués aux lombes. Cette première partie de l'opération terminée, on engage les deux chefs inférieurs sous le périnée; on les divise de manière que le chef droit s'engage dans le pli de la fesse gauche, et le gauche dans celui de la fesse droite; enfin on les conduit en haut et en avant pour les fixer près des hanches, à la bande qui cerne le bassin, et l'opération est entièrement terminée.

Les mesures de ce suspensoir, qui soutient parfaitement bien, ne sont pas applicables à tous les cas : nous ne les donnons que comme un point en deçà et au-delà duquel on pourra aller selon le besoin.

Telles sont nos observations sur les effets du

suspensoir : on voit que nous avons usé de la ressource du pauvre, que nous avons glané après la moisson, heureux encore si les faibles épis que nous avons ramassés renferment quelques germes utiles!

FIN.

TABLE DES MATIÈRES.

CHAPITRE PREMIER. — *Considérations générales sur la Pustule maligne* .... *Page* 1
CHAP. II. — *Des causes de la Pustule maligne* 6
Observations de Duhamel 16
Observation de Coillot 17
CHAP. III. — *Des moyens propres à éviter la Pustule maligne* 27
Des moyens propres à éviter la formation du virus charbonneux 28
Des Prairies .... *ibid.*
Des Fourrages 30
Des Mares 31
Ce qu'il faut faire pour éviter le contact des matières animales 34
Des moyens propres à éviter l'action du virus charbonneux quand il est appliqué sur la peau 36
CHAP. IV. — *Description de la Pustule maligne* 38
Première période 39
Deuxième période 40
Troisième période 41
Quatrième période 43
De l'Escarre 44
Des Plaies qui succèdent à la chute de l'Escarre .. 45
CHAP. V. — *De la Pustule maligne interne* 46
Observation de M. Reydellet 47
Relation de la Pustule maligne interne observée par Fournier 48

Chap. VI. — *Des maladies qui ont plus ou moins d'analogie avec la Pustule maligne*............... *Page* 50
Des Piqûres de Cousin .... *ibid.*
Du Clou ou Furoncle........................ 53
De l'Érysipèle miliaire ou pustuleux............ 54
De l'Anthrax ou Charbon du Languedoc........ *ibid.*
Description.............................. 55
Du Charbon spontané...................... 56
De l'Anthrax par contagion.................. *ibid.*
Traitement.............................. 57
Des Causes.............................. 59
Des Effets.............................. *ibid.*
Du Traitement........................... 60
Caractères de l'Anthrax proprement dit......... 61
De l'Anthrax bénin......................... 62
De la Pustule maligne des Basses-Alpes, décrite par Bayle........................... 63
Première Observation.................. 68
Deuxième Observation.................. 69
Troisième Observation.................. 71
Quatrième Observation.................. 72
Sixième Observation.................. 73
Huitième Observation.................. *ibid.*
Du Traitement....................... 75
Réflexions.......................... 77
Chap. VII. — *Pronostic de la Pustule maligne*........ 79
Du Siége de la tumeur...................... 80
De la Rapidité de sa marche.................. 83
De l'Age................................ 84
Du Sexe............................... *ibid.*
Observation extraite du travail de Chambon..... 85
Du Tempérament.......................... 88
Du degré de Santé......................... 89

Du Nombre........................ *Page* 90
De la Température de l'air ou de la Saison...... 91
CHAP. VIII. — *Des altérations pathologiques produites par la Pustule maligne*.................. 93
Du Charbon essentiel.................... 95
Ouverture des Cadavres.................. *ibid.*
Du Charbon symptomatique.................. 96
Ouverture des Cadavres.................. 97
De la Fièvre charbonneuse............ ...... *ibid.*
Ouverture des Cadavres.................. 98
Réflexions sur le Charbon essentiel............ *ibid.*
Réflexions sur le Charbon symptomatique et sur la Fièvre charbonneuse.................. 100
CHAP. IX. — *Traitement externe de la Pustule maligne*. 103
Exposition des divers traitemens externes proposés jusqu'à nous.................. 104
De l'Extirpation.................. 106
Du Cautère actuel.................. 108
Des Caustiques.................. 111
Première période.................. 112
Deuxième période.................. 114
Troisième période.................. 115
Quatrième période.................. 116
Traitement de la Plaie produite par la chute de l'Escarre.................. 120
CHAP. X. — *Du Traitement interne de la Pustule maligne*.................. 124
De la Chambre et du Lit du malade............ 125
Des Secours à donner pendant la durée de l'irritation et les progrès du gonflement.......... 126
De la Saignée.................. 128
Des Émétiques.................. 132
Des Purgatifs.................. 135

Du Traitement convenable à l'état adynamique. *P.* 137
Du Vin.................................. 144
De la Thériaque.......................... 145
De l'Alcali volatil 147
Du Quinquina............................. 148
De la Poudre et de la Décoction de kina......... 151
CHAP. XI. — *Du Traitement antiphlogistique local*.... 153
De la Manière d'appliquer les Sangsues......... 157
De la Pustule maligne de la tête.............. 159
De la Pustule maligne du cou................. *ibid.*
De la Pustule maligne de la poitrine........... 160
Première Observation..................... *ibid.*
Réflexions.............................. 162
Deuxième Observation communiquée par M. Roubaud, officier de santé à Saints........... 163
Troisième Observation communiquée par le même.................................. 164
Quatrième Observation.................... 165
Réflexions.............................. 167
Cinquième Observation.................... 168
Réflexions.............................. 172
Conclusions générales à tirer des cinq Observations précédentes...................... 173
Première Observation..................... 174
Deuxième Observation..................... 175
CHAP. XII. — *Des Médicamens externes proposés comme curatifs et préservatifs de la Pustule maligne*....... 180
Section première. — Des Escarotiques.......... 182
Des Escarotiques chimiques................ *ibid.*
Des Acides.............................. *ibid.*
Des Escarotiques salins................... 183
Des Escarotiques alkalins.................. 184
Section II. — Des Dessiccatifs................ 185

Section III. — Des moyens propres à diminuer l'irritation des chairs vives qui environnent l'Escarre........................ *Page* 186
Section IV. — Des topiques employés dans le traitement de la Plaie qui résulte de la chute de l'Escarre........................ 187
Digestif irritant de Chambon........................ *ibid.*
Digestif de Chaussier........................ 188
Digestif simple........................ 189
Baume de Geneviève........................ *ibid.*
Section V. — Des Lotions détersives........................ 190
Section VI. — Des Chlorures d'oxide de sodium et de chaux........................ 191
Du Chlorure de sodium dans les affections gangréneuses........................ 193
Première Observation........................ 196
Deuxieme et troisième Observation........................ 198
Moyen de désinfecter les êtres vivans........................ 199
De l'infection par les voies digestives........................ 200
De l'infection par les voies respiratoires........................ 201
De la manière de désinfecter les matières animales........................ 206
Instruction sur la manière de se servir du Chlorure de chaux, d'après le procédé indiqué par le sieur Labarraque, pharmacien........................ *ibid.*
Levée et inspection d'un cadavre........................ 207
Désinfection des latrines, baquets à urine et plombs........................ 208
Manière de désinfecter les localités infectées de matières putrides........................ 209
CHAP. XIII. — *Des effets fâcheux qui résultent de l'usage trop prolongé du Suspensoir, et de ceux qui sont la suite de la mauvaise conformation de ce bandage*.. 212

Action du Suspensoir sur la peau de la partie interne et supérieure des cuisses, et sur celle du scrotum .... *Page* 213
Action du Suspensoir sur les testicules 214
De l'action du Suspensoir sur le pénis.......... 215

FIN DE LA TABLE DES MATIÈRES.

DE L'IMPRIMERIE DE CRAPELET,
rue de Vaugirard, n° 9.

www.ingramcontent.com/pod-product-compliance
Ingram Content Group UK Ltd.
Pitfield, Milton Keynes, MK11 3LW, UK
UKHW021057230726
13926UKWH00004B/1912

9 782016 157053